# LAVAGES INTRA-OCULAIRES

APRÈS

## L'EXTRACTION DE LA CATARACTE

PAR

## Le Dr Joseph MUGNIÉRY

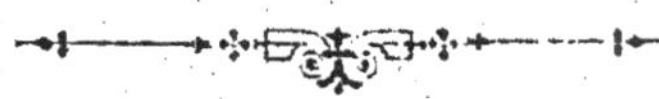

LYON

TYPOGRAPHIE ET LITHOGRAPHIE J. GALLET

2, rue de la Poulaillerie, 2.

1889

# LAVAGES INTRA-OCULAIRES

APRÈS

## L'EXTRACTION DE LA CATARACTE

# LAVAGES INTRA-OCULAIRES

APRÈS

## L'EXTRACTION DE LA CATARACTE



PAR

## Le D<sup>r</sup> Joseph MUGNIÉRY

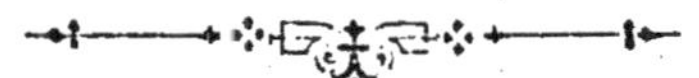

LYON

TYPOGRAPHIE ET LITHOGRAPHIE J. GALLET

2, rue de la Poulaillerie, 2.

--

1889

# LAVAGES INTRA-OCULAIRES

APRÈS

## L'EXTRACTION DE LA CATARACTE

---

# INTRODUCTION

Faire un lavage intra-oculaire, après l'extraction de la cataracte, c'est « produire, dans la chambre antérieure, un courant liquide, destiné à emporter toutes les substances animées ou inanimées qui pourraient être défavorables au succès de l'opération ». Les substances inanimées comprennent les débris de capsules, les masses corticales opaques ou transparentes, le pigment irien, les gouttes de sang, etc.; et, par substances animées, nous entendons tous les germes, tous les agents infectieux qui pourraient, par leur évolution naturelle, compromettre le résultat définitif. Sont-ce là tous les avantages de ce procédé ? Non. Il en est d'autres qui pour être moins essentiels n'en sont pas moins très importants, comme on pourra s'en rendre compte dans la quatrième partie de ce travail qui comprend les divisions suivantes :

Dans un premier chapitre, après un court aperçu sur l'antisepsie oculaire en général, nous faisons l'historique chronologique de la question en ne prenant pour guide que les publications au fur et à mesure de leur apparition.

Dans un second chapitre, nous traiterons des indications et des contre-indications de ce procédé dans l'extraction de la cataracte, en nous appuyant sur les idées de M. le professeur Gayet, dont la compétence en cette matière est connue de tous, à cause de son expérience déjà bien longue.

Le troisième chapitre comprendra l'étude des solutions antiseptiques en général, et des solutions mercurielles en particulier Nous exposerons les inconvénients expérimentaux et cliniques de ces dernières, comment nous concevons leur manière d'agir, et par quel liquide on doit les remplacer.

Le quatrième chapitre renfermera la description des instruments proposés pour faire ces lavages, montrera les dangers de leur emploi, les moyens de les éviter, et les avantages de la méthode que nous proposons, appuyée par une trentaine d'observations divisées en quatre séries.

Le dernier chapitre sera tout entier rempli par la description de l'instrument que nous croyons destiné à remplacer les autres ; nous la ferons précéder de l'exposition des circonstances qui ont amené notre maître à abandonner le procédé suivi jusqu'alors.

Avant de commencer, que M. le professeur Gayet veuille bien accepter nos remerciments pour la bienveillance qu'il nous a toujours montrée, soit pendant nos études, soit pendant la rédaction de ce travail. Il a mis à notre disposition les immenses ressources de son laboratoire, sa belle collection d'observations, jusqu'à ses idées personnelles. Notre travail a été bien facilité par le soin admirable avec lequel toutes ces richesses cliniques sont classées. Nous lui conserverons toujours une sincère reconnaissance.

Nous n'aurions garde d'oublier tout ce que nous devons à M. le docteur Meurer, chef de la clinique ophtalmologique ; il ne nous a ménagé ni son temps ni ses conseils, et toujours avec l'exquise amabilité que chacun lui connait.

Que M. le docteur Porteret, ex-chef de clinique ophtalmologique, accepte nos remerciments pour nous avoir communiqué ses souvenirs de trois années passées dans le service de la clinique.

# CHAPITRE PREMIER

## Historique

De toutes les branches de la chirurgie, c'est l'ophtalmogie qui a été la dernière à se servir de la méthode de Lister dans les différentes opérations qu'elle pratique sur l'œil. Cet emploi tardif de l'antisepsie dans la chirurgie oculaire tient aux beaux succès opératoires, succès relativement brillants, comparés à ceux de la chirurgie générale, qu'obtenaient quelques ophtalmologistes, même avant l'usage des antiseptiques. Si la suppuration des lambeaux, si les iritis purulentes et les phlegmons de l'œil après une intervention bénigne, comme l'iridectomie, étaient toujours menaçantes pour le chirurgien, les statistiques indiquant 95 % de succès après l'opération de la cataracte ne faisaient pas sentir le besoin de recourir à une nouvelle méthode de pansement, puisqu'on était tout près de la perfection relative ; on accusait pour expliquer ces accidents l'état général du malade et non les agents venus du dehors. Mais, depuis que la hardiesse chirurgicale a montré, par les résultats obtenus, que même sur un mauvais terrain, les opérations ne se comportaient pas autrement que sur un sujet sain, quand elles étaient faites avec toutes les précautions qu'enseigne l'antisepsie, on a été amené à ne se défendre que de l'agent extérieur qui, seul, pouvait venir troubler la marche des plaies vers la guérison.

Nous donnerons un court aperçu de l'historique de l'antisepsie en oculistique avant d'aborder l'histoire détaillée et aussi complète que possible des lavages intra-oculaires qui font l'objet de ce travail.

C'est Schiess qui fit, en 1874, avec l'acide phénique, les premières tentatives d'antisepsie oculaire.

En 1876, Horner, de Zurich, préconise l'acide salycilique et l'acide borique, et, à cette époque, Lucas Championnière mentionne, dans sa *Chirurgie antiseptique*, les succès de l'antisepsie dans l'énucléation de l'œil, et de Wecker fait usage du spray phéniqué dans ses opérations.

En 1878, de Græfe, de Halle, publia les heureux résultats que lui avait donnés la méthode antiseptique appliquée à la chirurgie oculaire. Il employait les solutions phéniquées à 2 %.

En 1879, au Congrès international d'Amsterdam, Snellen, d'Utrecht, pose en principe que l'on ne doit tenter aucune opération sur la cornée sans avoir auparavant nettoyé, avec une solution d'acide phénique à 1 %, la partie qui va être opérée ainsi que tout ce qui devra se trouver en contact avec elle.

A partir de cette époque l'antisepsie oculaire est admise par tous et les travaux favorables à cette méthode se multiplient.

On arrive ainsi au Congrès international des sciences médicales, tenu à Londres en 1881, où la question de l'antisepsie oculaire est de nouveau discutée dans la séance du 4 août. De cette discussion, à laquelle prennent part MM. de Wecker, Warlomont, Gayet, Knapp, Galezowski, Pagentescher, Dor, Horner, Bowmann, il résulte que la méthode antiseptique doit être définitivement adoptée en chirurgie oculaire. Cependant des opinions opposées se sont fait entendre de la part de Just de Litteau, Landesberg, de Philadelphie, du docteur Kipp, sans avoir arrêté le courant qui a emporté tous les chirurgiens à perfectionner, de plus en plus, cette méthode antiseptique qui semble avoir fait atteindre le but idéal que la chirurgie oculaire pouvait se proposer. A partir de ce moment, les revues d'ophtalmologie sont pleines des heureuses statistiques obtenues par la nouvelle méthode, modifiée par chaque opérateur, mais qui donne entre leurs mains des résultats satisfaisants, puisque tous cherchent à se préserver des agents infectieux. On aurait pu se déclarer satisfait si l'on pouvait s'arrêter dans la voie du progrès: désinfecter la cornée, les conjonctives, les voies lacrymales ; réduire par ce moyen les insuccès à 1,5 pour 100, comme Horner, de Zurich, n'était pas encore assez ; on songea à faire mieux encore, c'est-à-dire à laver la chambre antérieure quand on était obligé de l'ouvrir. C'est cette partie de l'antisepsie oculaire que nous pourrions appeler *antisepsie intra-oculaire*, que nous allons étudier maintenant.

Les injections de liquides dans la chambre antérieure ont été exécutées, jusqu'à présent, dans cinq buts différents. Dans cet historique nous ne ferons pas cinq divisions correspondantes à chacun des buts dans lesquels on les faisait, ce qui nous exposerai à des redites, mais nous étudierons le développement de ce procédé suivant l'ordre chronologique, ce qui nous montrera mieux la marche de l'esprit dans la recherche de la perfection, la filiation de ces divers perfectionnements et l'extension successive d'une méthode à des buts de plus en plus nombreux. Nous n'oublierons cependant pas que nous n'étudions les lavages intra-oculaires que dans l'opération de la cataracte.

Les premiers lavages de la chambre antérieure qui nous soient connus, ont été pratiqués méthodiquement par Saint-Yves et décrits dans son *Traité des maladies des yeux* (Paris, 1722, page 224). Ces lavages avaient pour but d'entraîner hors de l'œil les hypopions. « On fera, dit-il, une ouverture à la cornée transparente, assez large pour donner issue au pus, et comme il sort rarement de lui-même par cette ouverture, on y injecte de l'eau tiède avec une petite seringue, laquelle lavera et charriera le pus avec elle en sortant. On mettra sur l'œil une compresse trempée dans un collyre fait avec les eaux de Rose, de Plantin, Fenouil, dans lesquelles on battra un blanc d'œuf... Il arrive ordinairement que, quelques jours après que le pus est vuidé, il s'en épanche de nouveau à l'endroit où était celui qu'on a évacué. On introduira pour lors un stylet fin dans l'incision qu'on a faite pour rouvrir la plaie et en faire sortir la matière comme la première fois ».

Au Congrès d'Heidelberg, 1864, Heymann mentionne de pareils lavages destinés à débarrasser la chambre antérieure de collections sanguines. Il avait injecté une solution de sel marin à la température du sang avec une seringue de Pravaz.

Pendant les vingt années qui suivirent, on fit quelques

lavages analogues à celui de Heymann, dans le cas l'hémorrhagie à la suite de l'iridectomie dans l'extraction de la cataracte.

Les premiers lavages méthodiques, faits dans le but de débarrasser pendant l'opération de cataracte le sac capsulaire des masses corticales, furent exécutés par un médecin japonais, M. Inouye, qui a publié, en 1879, ses résultats dans un journal médical de son pays. Dans un rapport clinique publié en 1884 *(Privataugenklinik, Bericht über des jahr, 1884*, Erstattet von J. Inouye), il dit: « Il y a six ans, j'ai trouvé, par des recherches faites sur beaucoup de lapins, que la solution d'acide borique donne, parmi les moyens antiseptiques, les meilleurs résultats pour l'opération de la cataracte, et je l'ai fait connaitre à cette époque dans un journal japonais ». Il emploie une curette creuse qui lui sert à enlever les masses corticales avec la curette elle-même, et à rincer et entrainer au dehors ces mêmes masses par le courant d'eau boriquée qu'il chasse à travers la curette. (Voir plus loin la description de l'instrument).

Au Congrès médical de Londres 1881, Horner propose, en cas de suppuration commençante à la suite de l'opération de la cataracte, la désinfection du sac conjonctival par irrigation, la désinfection de l'incision de la cornée et de la *chambre antérieure*, la réouverture de la plaie jusqu'à l'accomplissement de l'asepsie. Ce lavage n'est que celui que faisait Saint-Yves, au XVIII⁰ siècle, en cas d'hypopion; il est consécutif à l'opération de la cataracte, mais n'a lieu qu'un certain temps après et seulement en cas de suppuration. Ce n'est donc pas un lavage méthodique de la chambre antérieure après l'extraction du cristallin et constituant un temps de cette opération, comme on le proposera plus tard. Nous ne nous serions pas arrêté à discuter cette proposition d'Horner si, au Congrès d'ophtalmologie de 1887, Landolt ne s'était cru obligé de réclamer pour son compatriote, mort depuis, la priorité de ce procédé.

En parcourant la littérature médicale, il semble que c'est à M. Abadie que revient l'honneur de cette opération méthodique. En effet, dans un article publié dans les *Annales d'oculistiques*, numéro de septembre-octobre 1888, intitulé « de certaines complications consécutives à l'opération de la cataracte et moyens d'y remédier », après avoir rappelé les précautions antiseptiques qu'il prend pour désinfecter le milieu opératoire (spray), les conjonctives, culs-de-sac, voies lacymales, etc., il ajoute: « l'extraction de la cataracte terminée, j'irrigue *larga manu*, avec un jet d'acide borique, toute l'étendue des lèvres de la plaie, ne craignant pas de pousser le jet dans la chambre antérieure ».

L'histoire de cette question attribue donc au médecin japonais, Inouye, la priorité de ces lavages méthodiques. Son instrument ne laisserait même que peu à désirer s'il n'eût voulu le faire pénétrer entre les lèvres de la plaie cornéenne. Dès cette époque, il a spécifié les deux buts qu'il fallait et voulait atteindre par ce procédé : toilette mécanique de la pupille par la curette et le jet liquide, et désinfection de la plaie et de la chambre antérieure par la solution boriquée. Mais il semble que M. Abadie doit partager ce mérite avec l'auteur précédent, car, bien que M. Inouye ait publié dans un journal de médecine du Japon sa manière de faire, en 1879, ce n'est qu'en 1884

qu'il a publié son rapport clinique dans un journal
européen et, par conséquent, il est fort probable que
M. Abadie ignorait le procédé de son confrère japonais.
Cette idée s'est développée sur deux terres différentes.

Le 14 février 1885, à la Société de médecine de Paris,
et dans le numéro de l'*Union médicale* du 28 février de
la même année (page 349), il revient sur cette question
des lavages intra-oculaires à propos de deux observations
de plaies pénétrantes de l'œil, traitées antiseptiquement
et suivies de guérison, « Toutes les fois qu'il s'agit d'une
plaie pénétrante, il faut laver l'œil avec des solutions
antiseptiques, soit de bichlorure de mercure, à la dose de
1/3000, soit d'acide borique dans les proportions de 4 %.
Il ne faut pas craindre, selon moi, de faire pénétrer ces
liquides antiseptiques dans l'intérieur de l'œil, ils n'exercent aucune action irritante. »

Ainsi, à cette époque, le lavage intra-oculaire dans un
but antiseptique à la suite de l'extraction de la cataracte,
était proposé en Europe, par Abadie dès 1882 et Inouye
depuis 1884.

C'est dans l'intervalle des deux communications de
M. Abadie que l'on voit ces lavages être proposés dans
un but différent de celui de l'auteur français, mais se
rapprochant d'un des deux que cherchait à atteindre le
médecin japonais. Ils furent recommandés par M. M'Keown
qui les fit connaître en 1884, à Belfast, dans la section
ophtalmologique de la *British Medical Association* et, le
15 octobre 1885, devant l'*Ophth. Society of Great Brita-
nis and Ireland.* Il faisait le nettoyage du *sac capsulaire*
en y injectant avec une seringue-curette (scoop-seringue)
de l'eau pure à 100° Fahrenheit (36°, 5 centigrades) et en

imprimant à la curette de légers mouvements pour faciliter l'expulsion des masses corticales. Ce nettoyage, appliqué dans 39 cas d'extraction combinée, l'avait été pour chasser les masses corticales enlevées jusqu'alors, pendant la toilette, par les pressions habituelles destinées à les expulser. M. M' Keown définit lui-même sa méthode en ces termes : « Je substitue, dans l'opération de la cataracte, le lavage des masses corticales transparentes ou opaques aux manœuvres de pression et de frottement, ainsi qu'à l'extraction avec des curettes (scooping) universellement employées. »

Sur les 39 cas, exempts de suppuration, opérés par M. M'Keown, il y eut deux cas d'iritis (un malade était syphilitique) et une fois il éclata une irido-charoïdite. L'auteur anglais avait pour but d'enlever des masses corticales, *mûres* et *non mûres*, sans instrument de traction (scoop).

Il considère, en même temps, ces injections comme le moyen le plus efficace de nettoyer la plaie, d'y découvrir des parties capsulaires et d'enlever les bulles d'air de la chambre antérieure.

Tout en citant les avantages de sa méthode, il y comprend bien le nettoyage de la plaie, mais la méthode antiseptique, étendue jusqu'à la chambre antérieure, ne le préoccupe nullement.

En novembre 1885, M. Wicherkiewicz a publié, dans les *Klin Monatsblatter*, un procédé d'extraction pour les cataractes *non mûres*; il consiste à injecter une solution d'acide borique à 5 % et à pratiquer une véritable irrigation, en vue d'entraîner, hors du sac capsulaire, les masses non mûres qui, par ce contact de l'eau, se détacheraient alors de la cristalloïde et seraient chassées au dehors. (Voir plus loin la description de l'instrument dont il se sert). Sa solution d'acide borique est portée jusqu'à l'ébullition puis refroidie jusqu'à 30° centigrades.

Il insiste sur les avantages de ce lavage du sac capsulaire comme complément du traitement antiseptique, car il dit : « Certainement on ferait encore plus exactement et plus sûrement l'antisepsie, si, après chaque extraction de cataracte, on rinçait la chambre antérieure.

En 1886, à la séance du 30 avril de la Société française d'ophtalmologie, l'auteur précédent rapporte qu'il emploie la solution d'acide borique à 1 %, et que ce n'est que dans les cas où il craint une inoculation qu'il se sert d'une solution de sublimé à 1/20000. Il fait aussi usage depuis quelque temps d'une solution salée à 7/1000 bouillie et refroidie à 30 degrés. Grâce à cette méthode il a obtenu d'excellents résultats dans 67 cas. Ce procédé, ajoute-t-il pendant sa communication, offre un autre avantage, c'est de pousser plus loin l'antisepsie en se servant pour le lavage de liquides antiseptiques. Cependant lorsqu'il n'est pas nécessaire de pousser l'antisepsie très loin, il emploie seulement de l'eau distillée, salée, dans la proportion indiquée plus haut, bouillie et refroidie à 30 degrés.

Il semble que M. Wicherkiewiez ne connaissait pas les publications de Inouye et de M. M'Keown, qui dataient de 1884, quand lui vint l'idée qu'avaient eue ces deux auteurs, idée dont il restreignit l'application à des cataractes *non mûres*. Il réservait l'irrigation pour le nettoyage des masses corticales, non opacifiées, et l'appliquait seulement aux cataractes incomplètes.

Il est curieux de voir dans combien de buts différents
a été exploitée cette idée des lavages intra-oculaires,
née dans l'esprit d'hommes aussi éloignés les uns des
autres que Inouye, Abadie, M' Keown, Wicherkiewicz.
Inouye a réalisé à lui seul les rêves des deux autres :
1° De M. Abadie en usant de liquides antiseptiques dans
le but de désinfecter la chambre antérieure ; 2° De Mac
Keown en cherchant à nettoyer mécaniquement le
champ pupillaire, ce dernier ne se préoccupant pas du
but antiseptique. Quant à M. Wicherkiewicz, il se sépare
de M. Mac Keown en ce qu'il n'emploie ces lavages que
lorsqu'il opère des cataractes non mûres.

Dans la *Gazette hebdomadaire de médecine et de
chirurgie* du 7 septembre 1885, page 36, le docteur Louis
Vacher, médecin major à Orléans, décrit, dans un article
intitulé « du Biiodure de Mercure combiné à l'Iodure
de Potassium ( iodhydrargyrate d'iodure de potassium)
comme pansement antiseptique en chirurgie et particulièrement en chirurgie oculaire » l'appareil qui lui
sert à laver les plaies ou les culs-de-sac conjonctivaux, et à instiller, très légèrement, après l'opération,
du liquide entre les lèvres de la plaie cornéenne et dans
la chambre antérieure. Depuis plus d'un an, dit-il, je
n'ai *jamais manqué à cette pratique après une opération
de cataracte, d'iridectomie ou de paracentèse de la
chambre antérieure pour iritis ou hypopyon.* Il ajoute
qu'il croit être le premier à avoir employé cette méthode,
et que, dans le numéro du 28 novembre 1884 de la *Gazette
hebdomadaire,* il signalait cette manière d'instiller
la cocaïne, dans la chambre antérieure, pour analgésier
l'iris avant d'en faire la section. Il recommande, en outre,

beaucoup de faire bien attention pour éviter l'introduction d'une bulle d'air dans la chambre antérieure en même temps que celle du liquide antiseptique. Il se sert d'une solution de 1/12000.

Au congrès d'ophtalmologie de 1887, Louis Vacher réclame la priorité pour le lavage méthodique de la chambre antérieure. Ce lavage est de date récente, dit-il; j'ai été un des premiers, pour ne pas dire le premier, à l'employer méthodiquement après chaque opération de cataracte. Quelques mois après la publication de ma méthode, M. le professeur Panas faisait sur la même question, le 5 janvier 1886, une communication à l'académie de médecine. Si je me permets de revendiquer la priorité de l'application de ce lavage c'est qu'il *change*, en effet, le *liquide de la chambre antérieure*, *chasse* les *moindres débris* d'iris, de sang, les bulles d'air, et fait baigner l'iris dans un *liquide aseptique*. Comme conséquence, les cataractes secondaires sont beaucoup plus rares — les éléments qui leur donnent naissance faisant défaut, — la capsule se recroqueville derrière l'iris qui conserve la mobilité de son sphincter, l'enfoncement de la chambre antérieure est moins fréquent ainsi que les ruptures de la zonale, etc.

Depuis sa première communication, le docteur Louis Vacher a renoncé à son tonnelet pour un instrument plus portatif, c'est-à-dire un siphon qu'on élève plus ou moins haut au-dessus de la tête de l'opéré. — De plus il fait chauffer le liquide à 25-30°.

Il a constaté que le liquide antiseptique qu'il employait produisait sur la cornée un trouble qui persistait 5-8 jours. Il ne sait si ce trouble est causé par le *lavage* ou par le liquide dont il se sert. — Cependant, craignant qu'il puisse tenir au liquide antiseptique, légèrement irritant, il ne se servait depuis 6 mois que d'eau distillée qu'il faisait bouillir au moment de l'opération.

Il termine en disant que les résultats obtenus sont bons et croit, en résumé, que le lavage de la chambre antérieure doit être le complément de l'opération de la cataracte et qu'il préserve des suppurations de la cornée, des iritis et des cataractes secondaires

Si MM. Abadie, M'Keown, Vacher d'Orléans ont les premiers pratiqué les lavages intra-oculaires, c'est à M. Panas que revient l'honneur d'avoir éveillé l'attention des chirurgiens, par sa belle communication à l'Académie de médecine, le 5 janvier 1886 (1). Elle est intitulée : « des derniers progrès réalisés dans l'opération de la cataracte par extraction. »

De toutes les complications post-opératoires de la

(1) Dans une lettre à M. de Wecker (Annales d'oculistique, n° de mars-avril 1886, p. 128, en note), M. Panas dit que c'est depuis deux ans qu'il a eu l'idée de pousser l'antisepsie jusque dans les profondeurs de l'œil, et que, depuis cette époque, toute suppuration avait disparu de ses salles d'hôpital.

D'un autre côté on lit dans les archives d'ophtalmologie, n° de juillet-août 1885, p. 289, en note : « depuis le 7 avril 1885, M. Panas a complété la méthode antiseptique par le lavage intra-oculaire au moyen d'un petit instrument spécial qui injecte dans la chambre antérieure, après l'opération de la cataracte, une certaine quantité de solution au biiodure de mercure. »

M. Beltremieux, dans son étude sur l'extraction de la cataracte, dit aussi que c'est depuis le commencement de l'année 1885 que M. Panas a pratiqué méthodiquement ce lavage intra-oculaire. (arch. d'oph. 1885, p. 521, et 1886 p. 275).

cataracte, dit-il, la plus commune et la plus redoutable pour l'œil résidait dans la suppuration de cet organe.

Fort des résultats acquis, M. le professeur Panas croit pouvoir affirmer devant l'Académie, sans crainte d'être démenti par les faits, que le triomphe de la méthode antiseptique dans l'opération de la cataracte est désormais assuré sur toute la ligne.

Pour atteindre cette terre promise de la sécurité absolue, il n'avait manqué jusqu'ici qu'un seul facteur, la hardiesse d'étendre *toujours* et *partout* le champ de l'antisepsie post-opératoire jusque dans la cavité de l'œil, considérée comme le dernier refuge de l'agent phlogogène, venu de l'air ou introduit par les instruments.

Armé de cette méthode, non-seulement la panophtalmie si redoutée et si redoutable disparaît de plus en plus, mais tous les processus phlegmasiques post-opératoires, en général, se simplifièrent à un degré inconnu jusqu'alors.

Il énumère les principes qui doivent guider l'opérateur, et parmi eux on trouve ceux-ci :

Faire usage d'un antiseptique sûr dans son action en même temps que peu irritant.

Pousser le liquide antiseptique dans tous les recoins du champ opératoire et, pour cela, le *lavage intra-oculaire* est toujours de rigueur.

Procéder le plus complètement possible à la *toilette* du champ pupillaire: couches corticales du cristallin, sang, pigment irien, bulles d'air, tout doit sortir, quelle que soit la peine qu'on se donne pour atteindre ce but.

Plus loin il ajoute: « Le temps opératoire qui nécessite le plus de *soins* et de *peine* est celui de l'extraction de tout reste cristallinien de l'intérieur de l'œil. On ne saurait trop y insister, étant démontré que la perfection du résultat et l'absence de complications opératoires ultérieures dépendent, pour la plupart, d'un bon nettoyage du champ pupillaire..... Grâce à l'antisepsie, nous pouvons multiplier les manœuvres d'extraction aussi longtemps qu'il le faut, sans crainte d'accidents. Ici, comme pour la léthotritie, la méthode antiseptique a tout changé et, pourvu qu'on *pratique le lavage intra-oculaire*, on n'aura plus rien à craindre. Pressions digitales, pressions à la curette, introduction répétée de celle-ci dans la chambre antérieure, nous ne ménageons ni temps ni peine pour atteindre le but et nous y réussissons ».

Dès que l'opération est terminée, M. Panas procède au lavage intra-oculaire.

Des extraits précédents de la communication de M. Panas, on voit que son but était l'antisepsie de la chambre antérieure que le couteau, des bulles d'air, la réduction de l'iris avec la spatule d'écaille ou d'argent auraient pu infecter. Il ne cherche pas, comme l'avaient fait auparavant MM. Inouye, M'Keown, Wicherckiewicz, à nettoyer la pupille au moyen du liquide injecté.

Dans la séance qui suivit la communication de M. le professeur Panas, M. Maurice Perrin vint déclarer à l'Académie qu'il n'est pas partisan du lavage antiseptique intra-oculaire qui a l'inconvénient, selon lui, d'augmenter la durée de l'opération.

Dans le numéro de la *Gazette hebdomadaire* du 9 avril 1886, p. 243 et suiv., le docteur Vacher revient sur la question des lavages intra-oculaires et décrit, plus minutieusement que précédemment, sa manière de faire la toilette de la pupille. « Le cristallin sorti, le malade regarde fortement en bas ; de la main gauche, je dirige entre les lèvres de la plaie cornéenne un mince filet de liquide antiseptique pendant que de la main droite, armée d'une simple curette, j'appuie légèrement et à plusieurs reprises sur les lèvres périphériques de la cornée. Les masses cristalliniennes se présentent facilement et sont entraînées au dehors par le liquide, qui pénètre en même temps dans la chambre antérieure, fait le rôle d'humeur aqueuse et provoque l'issue des moindres parcelles qui, plus tard opacifiées, viendraient diminuer l'acuité visuelle ou provoquer une cataracte secondaire ». Il ne dit pas très clairement s'il introduit la canule dans la chambre antérieure, cependant il nous semble qu'il doit agir ainsi, en lisant la description de son appareil qui comprend des canules de calibres différents et se changent à volonté pendant une opération, suivant qu'on veut pratiquer un lavage à gros jet dans les culs-de-sac, ou instiller très légèrement, après l'opération, du liquide antiseptique *entre les lèvres* de la plaie cornéenne et dans la *chambre antérieure*.

En suivant cet exposé historique selon l'ordre chronologique des différentes publications qui se rapportent à notre sujet, nous arrivons à l'article de M. de Wecker, publié dans le numéro de mars-avril 1886, p. 121 des *Annales d'oculistiques*, et intitulé : « Injections et pansements à l'ésérine et antisepsie oculaire ». Après avoir rappelé les travaux antérieurs et le but des différents auteurs, il déclare qu'il en poursuit un tout autre : « Celui-ci est purement mécanique et basé sur l'action irritante et médicamenteuse de l'injection. » Rappelant que le but que poursuit M. Panas est la désinfection de tout le champ opératoire y compris le sac capsulaire et la chambre antérieure, il ne croit pas, à l'époque où il écrivait son article, qu'on peut se prononcer sur l'action antiseptique de ces injections avant d'avoir pu réunir au moins mille cas successifs ayant échappé à la suppuration. Car, en combinant avec ces injections la désinfection des paupières et des culs-de-sac, avant et après l'opération, ainsi que l'irrigation, avec la solution de sublimé, de toute la plaie, il est assez difficile de discerner lequel de tous ces moyens de désinfection aura agi réellement pour éliminer les cas de suppuration. Il n'a pas confiance à l'irrigation de la chambre antérieure à titre de désinfection par l'action germicide du liquide injecté. Le nettoyage de la chambre antérieure ne le préoccupe pas non plus, car il ne fait son injection que quand la pupille a été nettoyée par les moyens ordinaires. Ce qu'il cherche, par ses injections, c'est à *provoquer, par la contraction de l'iris et son étalement régulier, une coaptation aussi exacte que possible de la plaie.* Dans ce but, après l'extraction, après avoir fait la toilette de la pupille par les moyens employés jusqu'ici, il introduit avec son injecteur quelques gouttes d'une solution d'ésérine, si la pupille reste noire après l'injection. Si celle-ci s'obscurcit au contact du liquide par l'apparition de masses corticales devenues opaques, il prolonge l'injection, puis il procède à la désinfection de la plaie cornéenne en faisant écouler, d'un tampon de ouate, un filet de sublimé tout le long de la plaie.

Dans une thèse de Lyon, soutenue au mois de mai 1886, M. le docteur Cuche, élève de M. le professeur Gayet, signale qu'au moment où il se dispose à publier son travail, son maître a déjà fait une centaine d'opérations avec lavage de la chambre antérieure avec la solution de sublimé au 1/6000. L'auteur ajoute que M. Gayet a trouvé qu'il était inutile pour arriver à ce résultat d'employer une seringue quelconque; on fait couler sur la cornée un peu de la solution mercurielle et de légères malaxations du globe de l'œil suffisent pour obtenir le lavage de la chambre antérieure. Nous verrons à la fin de ce travail comment notre maître est arrivé à perfectionner cette méthode et en faire un temps important de l'extraction de la cataracte.

En 1887, Chodin relate dans un journal russe les résultats de sa pratique personnelle, et en tire les conclusions suivantes :

1° Que les lavages intra-oculaires faits avec la solution d'acide borique à 1 % n'occasionnent aucune réaction ;

2° Qu'ils chassent les masses corticales, opaques et transparentes ;

3° Qu'ils sont utiles comme moyen de rendre plus aseptique l'opération de la cataracte.

A la séance du 11 janvier 1887 de la Société médicale de Toulouse, M. le docteur Terson communique son manuel opératoire ; nous retiendrons seulement de sa communication qu'il se sert d'eau bouillie.

La partie importante de notre historique s'arrête là. A ce moment les grandes lignes de ce procédé sont tracées; les lavages intra-oculaires ont été appliqués successivement dans cinq buts différents par autant de chirurgiens qui ignoraient les travaux de leurs collègues. Inouye, dès 1870, les emploie pour chasser les masses corticales et désinfecter la chambre antérieure ; Abadie les propose comme antiseptique ; son idée sera reprise par Panas qui se chargera de la vulgariser ; M' Keown s'en servira comme moyen mécanique de nettoyer la pupille dans l'extraction de la cataracte ordinaire ; et, presque en même temps que M' Keown, Wicherckiewicz les emploiera dans un même but, mais seulement dans les cataractes non mûres. La dernière application proposée est celle de de Wecker.

A partir de ce moment la méthode des lavages intra-oculaires est connue de tout le monde, elle est appliquée par tous les chirurgiens ; chacun d'eux la modifie, et les travaux qui paraissent dans la suite, sur cette question, traitent surtout des résultats obtenus avec tel ou tel liquide. On se rend mieux compte de la manière d'agir des différents antiseptiques ; on a vu que tous ne sont pas sans danger pour l'organe dans lequel on les injectait ; que quelques-uns amenaient les irritations trop vives ou altéraient la vitalité des tissus. Ainsi, dès l'année 1886, M. Gayet avait-il constaté des troubles de la cornée à la suite de lavage avec la solution de Sattler, et, en 1887, cherchait-il, par une expérience bien curieuse que l'on trouvera plus loin, à en découvrir la vraie cause. En 1887, M. Grandclément a constaté des faits analogues, avec la solution de biiodure au 1/40000 et préconisait l'eau bouillie et stérilisée. Zancarol (Alexandrie, Egypte) (congrès des médecins grecs d'Athènes, 1887) adoptait le même liquide.

Dès le milieu de l'année 1887, Panas abandonne le biiodure de mercure en solution à 1/20000 qu'il avait proposé au début, pour les solutions d'acide borique qui lui donnent d'aussi bons résultats opératoires. Il trouve que l'acide borique est supérieur au biiodure toutes les fois que l'on ne veut pas se borner à l'antisepsie intra-oculaire, mais qu'on désire se servir de l'injection pour expulser des fragments cristalliniens (Académie de médecine, 31 janvier 1888) et, au Congrès d'Heidelberg (août 1888), il avoue donner la préférence à l'acide borique en solution saturé, parce qu'il est moins irritant et aussi antiseptique que les solutions mercurielles.

Nous allons terminer cet historique en rappelant les opinions principales émises aux deux congrès d'ophtalmologie qui eurent lieu pendant l'année dernière.

Au congrès de Paris, M. Abadie constate que l'accord semble se faire sur ce point, que l'asepsie est plus importante que l'antisepsie. Mais, contrairement à son opinion émise en 1882, il considère comme inutiles et pouvant être nuisibles les lavages intra-oculaires. Quant au liquide que l'on doit employer pour cette opération, Vacher, Abadie, Dor, Panas, s'accordent pour donner la préférence à l'eau bouillie; cependant M. Panas continue à se servir de la solution boriquée.

Au Congrès d'Heidelberg, tenu au mois d'août 1888, la communication la plus remarquable est celle de notre maître, M. le professeur Gayet. Il pose nettement les indications, les avantages des lavages intra-oculaires avec de l'eau stérilisée à la marmite de Papin, combinés avec l'emploi de la cocaïne. Ce sont ces idées que l'on trouvera développées dans la suite de ce travail.

# CHAPITRE II

## Contre - indications du lavage.

Les lavages intra-oculaires après l'opération de la cataracte par extraction, pourront et devront être pratiqués dans tous les cas :

1° Pour assurer l'antisepsie ;

2° Pour chasser le plus complètement possible les masses corticales ;

3° Pour opérer une bonne restitution des parties ;

4° Pour nettoyer les lèvres de la plaie cornéenne.

Il n'existe qu'une seule contre-indication à ce lavage, c'est le spasme et l'augmentation brusque de tension que les cliniciens voient quelquefois naître après une opération cependant correcte, et pendant le cours de laquelle rien n'a pu faire prévoir la possibilité de cet accident.

La perfection même de l'opération ne dispense pas non plus du lavage. On aurait pu penser que le lavage est inutil   peut-être nuisible après une opération parfaite, dans laquelle le cristallin est sorti dur et entier, dans laquelle la pupille s'est rétablie aussitôt ronde et noire, dans laquelle les bords de la plaie se réappliquent sans interposition d'aucun élément qui puisse ralentir la cicatrisation. Le mieux est, il est vrai, souvent l'ennemi du bien : mais il est une expérience, facile à répéter, qui nous montre l'utilité du lavage dans tous les cas, même en apparence, parfaits. Il suffit de prendre un cristallin sain ou cataracté, de l'extraire de sa capsule et de le placer, ainsi dépouillé de son enveloppe, sur une feuille de papier. Le cristallin le plus dur, le plus sec, laissera une trace sur ce papier, trace comparable à celle que laissent certains animaux (limaces, escargots) sur le sol ou les feuilles qui les ont supportés.

En passant de la capsule à l'extérieur, en traversant les lèvres de la plaie cornéenne, le cristallin peut laisser une trace de son passage, semblable à celle qu'il laisse sur le papier. — Ces débris, sans importance au premier abord, gonflent sous l'influence de l'humeur aqueuse, s'interposent entre les lambeaux qu'ils auront enduits comme d'une huile et s'opposeront à une prompte réparation.

Ce lavage ne présente aucun inconvénient, quand on emploie de l'eau à la température de 30 degrés pour éviter à l'intérieur de l'œil un contact douloureux et capable d'y solliciter la tension, comme on trouvera des exemples dans les observations suivantes; quand on mesure la durée du lavage aux sensations du malade, et qu'on le cesse dès que la douleur devient vive. C'est aussi la cocaïne et son action de détente sur le globe oculaire, qui facilitent l'usage de ce procédé.

## OBSERVATION I

Françoise M..., 42 ans. Cataracte de l'œil gauche opérée
le 15 septembre 1888. Kératotomie supérieure. Malgré l'appli_
cation antérieure d'atropine, la pupille n'était pas dilatée. Kystitomie à la pince. Tension oculaire énorme. Le cristallin s'échappe
en bouillie (amidon cuit). Il ne sort qu'un tout petit noyau. Le lavage et les manœuvres pour extraire les débris augmentent le
spasme et la tension. La pupille reste attirée en haut. Introduction
de la curette à rétablir. Il reste quelques petits débris.

Novembre 2 : Dénivellement de la plaie. Lambeau d'iris empri-
sonné dans la plaie sans enclavement véritable. Pupille assez vaste
sans autre adhérences. Débris cristalliniens assez nombreux en
haut.

Astigmatisme très irrégulier, non mesurable.

V = 1/12 avec + 9 dioptries.

## OBSERVATION II

Catherine R..., 62 ans. Cataracte de l'œil droit opérée le 29 septembre 1888. Kérato-kystitomie supérieure classique. Un peu de tension
de l'œil après le lavage. L'iris est bombé, la pupille se rétablit
bien. — Ni atropine, ni ésérine. — Cependant un peu de déplace-
ment de la pupille vers le haut. Pas de chambre antérieure.

Octobre 11 : Enclavement sans staphylôme, mais une grande
portion de l'iris est serrée dans la plaie. La pupille est fortement
tirée en haut et les lèvres de la plaie sont distantes l'une de
l'autre.

Astigmatisme très irrégulier, non mesurable. Pupille assez noire,
quelques débris, avec une pupille capsulaire suffisante.

V = 1/12 avec + 10 dioptries.

## OBSERVATION III

Claudine B..., 80 ans. Cataracte de l'œil droit opérée le
6 septembre 1888. La malade a été opérée après avoir eu trois fois
de la cocaïne. Kératotomie supérieure. Extraction de la capsule à
la pince. — Le noyau qui est petit, ne s'échappe qu'après avoir

tourné sur lui-même dans l'intérieur de la capsule. Pupille pure. — Lavage : à la fin de celui-ci, qui est un peu long, l'œil est pris de tension glaucomateuse : la cornée se soulève et l'iris s'engage totalement immédiatement après l'opération. Quelques douleurs pendant la nuit.

Octobre 4 : A la sortie, énorme enclavement composé de deux lobes iriens. Les lèvres de la plaie sont très éloignées l'une de l'autre. Pupille très tirée en haut.

Astigmatisme considérable, irrégulier.

$V = 1/20$ avec $+$ 12 dioptries.

Les trois observations précédentes montrent que la tension oculaire peut augmenter après le lavage ; mais il ne faut pas croire que lui seul soit capable de la produire, car, dans l'observation I, on voit que la tension était déjà constatée avant l'injection d'eau dans la chambre antérieure. Le lavage qui a été fait ensuite, en même temps que d'autres manœuvres de nettoyage de la pupille, a augmenté la tension, mais ne lui a pas donné naissance comme dans les observations II et III. Et, à propos de l'observation III, il faut remarquer que l'on avait fait la kystitomie à la pince, procédé opératoire capable déjà, à lui seul, de faire naître cette tension comme dans l'observation I. Nous croyons rester dans le vrai en disant que, de tous les procédés employés pour nettoyer la pupille, le lavage est certainement le plus inoffensif et le moins favorable à la production de cette tension glaucomateuse ; mais que, quand cette tension existe, le lavage ne la fait pas disparaître, et qu'il faut s'en abstenir comme de tout autre manœuvre. — Nous n'avons trouvé que ces trois observations parmi le grand nombre de celles que nous avons parcourues. Il en est d'autres où quelques accidents sont survenus pendant le lavage, mais ces accidents sont dus à des efforts

faits par certains malades, connus de tous les opérateurs,
malades qui, on ne sait sous quelle influence, déploient
des efforts considérables pendant toute la durée de l'opération. Comme exemple, nous rapporterons l'observation
suivante :

### OBSERVATION IV

Fleury B..., 70 ans. Cataracte de l'œil gauche opérée le
25 septembre 1888, après trois instillations de cocaïne. Kérato-
kystitomie supérieure avec issue totale du cristallin. Pendant le
lavage le malade fait un effort, l'humeur vitrée s'échappe un peu.
Pansement.

Septembre 27 : La plaie, qui était entrebâillée le lendemain de
l'opération, est revenue à sa place.

Octobre 9 : Enclavement.

Décembre 5 : Vision en bas avec verre de 9 dioptries.

Chez ce malade rien ne faisait prévoir ces efforts avant
le lavage, mais il en est d'autres chez lesquels la tension
oculaire, un spasme, avertit l'opérateur que l'œil réagit
trop et qu'il se refuse à toutes nouvelles manœuvres.
C'est alors qu'il faut savoir attendre et ne rien faire, car
le lavage lui-même, aussi délicat soit-il, pourrait aggra-
ver une situation déjà bien exposée. — Les trois observations suivantes serviront d'exemples pour ces cas où
le spasme et la tension contre-indiquent le lavage.

### OBSERVATION V

Louis M..., 63 ans. Cataracte de l'œil gauche opérée le 8 octobre 1888. Kérato-kystitomie supérieure. Issue facile d'un cristallin
volumineux. Un petit lambeau de capsule reste dans le champ
pupillaire : on l'extrait avec la pince à nettoyer. Tension énorme
soulevant le lambeau cornéen et attirant fortement la pupille en
haut. Atropine.

Le surlendemain, section du corps vitré qui soulevait le lambeau cornéen ; le 19, large enclavement.

Novembre 14 : L'enclavement s'est amélioré, mais il est cependant considérable et la pupille est fortement remontée. Les milieux sont bien transparents.

Astigmatisme considérable, non mesurable.

## OBSERVATION VI

Barthélemy F..., 62 ans. Cataracte en regression opérée le 15 novembre 1888. Kérato-kystitomie supérieure. L'incision faite, le malade est pris d'un spasme qui chasse le cristallin et amène une rupture avec issue d'une portion de l'humeur vitrée sous forme d'une masse gélatiniforme. La cornée reste entr'ouverte. On applique un pansement compressif. Occlusion de l'autre œil.

Novembre 30 : Plaie en bon état, mais pupille irrégulière, triangulaire ; pas de débris. Bonne pupille capsulaire.

V = 1/20 avec + 10 dioptries.

N. B. — Malade très porté à la contracture. Nécessité de l'endormir si on l'opère de l'œil gauche.

## OBSERVATION VII

Elisabeth C..., 65 ans. Cataracte de l'œil gauche opérée le 11 octobre 1888. Kérato-kystitomie supérieure. Issue de masses corticales considérables et d'un grand lambeau de capsule. La pupille était noire et bien régulière : par suite d'un mouvement spasmodique il y a eu issue d'une quantité assez considérable d'humeur vitrée. Atropine.

Le 19, l'état est satisfaisant, la malade voit bien les doigts.

Novembre 29 : Pas d'enclavement à proprement parler, mais l'iris est pincé dans la plaie et la pupille remontée. Elle est noire, les milieux sont bien transparents. Astigmatisme irrégulier de + 15 à 16 dioptries.

V = 1/12 avec + 10 dioptries.

La lecture des observations précédentes montre que la

prudence a conseillé de s'abstenir du lavage à cause de la tension de l'œil, et de l'état spasmodique des malades ; nous ne saurions blâmer notre maître de sa conduite en ces différentes circonstances — avant tout il ne faut pas nuire—; cependant, en lisant les observations suivantes, où malgré la tension oculaire on n'a pas craint de laver la chambre antérieure et sans accidents consécutifs, on est bien forcé d'admettre que si ce procédé n'est pas toujours absolument inoffensif il est bien peu dangereux.

### OBSERVATION VIII

Jean-Claude J..., 56 ans. Cataracte de l'œil droit opérée le 20 octobre 1888. Kérato-kystitomie supérieure. Extraction d'un petit noyau. On a largement déchiré la capsule avec le couteau, mais il est resté un large lambeau capsulaire opaque que l'on ne peut songer à extraire à cause de l'état capricant et de la tension de l'œil. Lavage, pansement.

Octobre 15 : Beau résultat, plaie bien nivelée, pupille ronde, mais nombreux débris cristallinins, avec très petite ouverture capsulaire.

Peu d'astigmatisme avec + 3 dioptries.

$V = 1/6$ avec + 10 dioptries.

### OBSERVATION IX

Claude F..., 59 ans. Cataracte nucléo-corticale en régression opérée le 29 mai 1888. Kératotomie supérieure ; kystitomie à la pince de de Wecker. Capsule déchirée, mais sans lambeau emporté. Pupille large. Issue d'un noyau petit, ambré. Tendance à la tension. Lavage. Esérine.

Le même soir, douleurs après minuit soulagées par un bain de pied ; le lendemain elles n'ont pas reparu.

Juin 15 : Beau résultat. Plaie nivelée, pupille ronde et noire sans un seul débris. Milieux bien transparents.

Astigmatisme un peu irrégulier à 75 degrés de 15 à 16 dioptries.

$V = 1/8$ avec + 10 dioptries.

## OBSERVATION X

Clémentine Sel..., 56 ans. Cataracte droite opérée le 27 septembre après une instillation de cocaïne. Kérato-kystitomie supérieure. Issue totale du cristallin. L'œil a beaucoup de tension. Cornée mince et molle, pupille très noire. Lavage. Pansement.

Octobre 4 : Un peu d'œdème de la paupière ; le 11, enclavement.

Octobre 24 : L'enclavement s'est réduit, il ne reste qu'un emprisonnement de l'iris dans la plaie sans staphylôme. La pupille est un peu tirée en haut. Bonne pupille capsulaire.

Astigmatisme un peu irrégulier à 90 degrés de 7 dioptries.

V = 1/6 avec + 9 dioptries.

Des observations citées ont doit tirer les conclusions suivantes au sujet des contre indications du lavage. On doit s'en abstenir.

1° Chez les malades qui, pendant l'opération, ont fait des efforts ou sont pris de spasme qui pourraient compromettre l'œil laissé trop longtemps à découvert ;

2° Chez les malades qui, sans cause apparente, nous montrent subitement après l'extraction une certaine augmentation de tension oculaire ;

3° Chez ceux où il se produit une issue, si légère soit-elle, de l'humeur vitrée et où il importe de refermer et de comprimer le plus tôt possible l'œil opéré.

En toute autre circonstance, le résultat de l'opération fut-il parfait, le chirurgien doit pratiquer le lavage intra oculaire après l'opération de la cataracte avec toutes les précautions mécaniques et aseptiques que nous mentionnerons plus tard.

# CHAPITRE III

## Asepsie et Antisepsie

L'asepsie est l'absence complète de microbe ; l'antisepsie est synonyme d'antimicrobien, de microbicide. Une substance aseptique ne pourra jamais donner naissance à une culture, puisqu'elle ne contient pas de germes, tandis qu'une substance antiseptique détruira ceux qui seront en contact avec elle, si elle a une action nuisible contre eux, et si elle est à une dose suffisante. Trop diluée elle pourra diminuer leur vitalité sans les détruire. Antisepsie n'est donc pas synonyme d'asepsie, puisque une solution antiseptique peut être infectée et transmettre l'infection si elle n'a pas été préparée avec des soins aseptiques.

Quand on étudie l'histoire de l'antisepsie depuis les travaux de Pasteur, Lister, Alphonse Guérin, on constate que les chirurgiens tendent de plus en plus à se préoccuper de l'asepsie que de rechercher de nouveaux antiseptiques. En effet, parmi les antiseptiques employés jusqu'à ce jour aucun ne peut détruire tous les germes — ils jouissent tous de propriétés destructrices contre certains microbes, mais sont inefficaces contre d'autres ;

ils sont spécifiques contre une espèce donnée de virus, mais ne le sont pas contre d'autres espèces. De plus de nombreuses circonstances font varier l'effet d'un antiseptique en présence d'une culture : nature du bouillon, son acidité, son alcalinité, la température, l'état adulte ou de spore des bacilles, la durée de l'expérience, etc. Aussi ne peut-on décrire les antiseptiques suivant leur valeur microbicide en général. Tel antiseptique qui sera le premier de la liste suivant une espèce, occupera le dernier rang par rapport à une autre. Ainsi le sublimé corrosif, qui est un des antiseptiques les plus puissants que nous possédions sur les microbes en général, produit-il peu d'effet sur le virus de la scepticémie gangrèneuse, tandis qu'il est le plus efficace contre le microbe de la scepticémie puerpérale (Truchot, Thèse de Lyon, 1884). Pour ne pas étendre cette étude qui ne fait pas partie de notre travail, nous résumerons l'action des antiseptiques en disant que chaque microbe a le sien, et que bien plus un microbe peut continuer à vivre dans la solution antiseptique la plus nuisible, si cette dernière n'est pas à un degré de concentration suffisante, ou s'il y a été acclimaté à l'aide de doses croissantes. (Annales de l'Institut Pasteur). A toutes ces difficultés que l'on pourrait facilement résoudre, si l'on n'avait à se défendre que d'une seule espèce d'agent pathogène, vient s'ajouter celle bien plus grande de lutter à la fois contre les diverses variétés qui nous entourent. Nous ne savons pas quel est celui qui nous portera les premiers coups.

Les antiseptiques sont donc insuffisants : 1° parce

qu'ils n'agissent pas sur tous les germes ; 2° parce que certains microbes détruits par un antiseptique ne le sont pas par un autre. Il y aura donc toujours des germes qui échapperont à leur action.

---

Les notions précédentes posées, nous allons entrer dans l'étude des antiseptiques qui ont été employés par la chirurgie oculaire dans le lavage de la chambre antérieure ; c'est-à-dire que nous allons étudier spécialement les sels mercuriels.

Koch qui a fait sur une vaste échelle des essais de désinfection avec le sublimé, et en a vanté les grandes qualités germicides, a expérimenté son action sur les spores du charbon. Il a trouvé qu'il fallait un minimun de 5 minutes de séjour de ces spores dans la liqueur de Van Swieten pour en arrêter la reproduction. Ainsi un fil de soie imprégnée de spores de charbon, ayant séjourné 10 minutes dans une solution de sublimé à 1/10000 et qu'on lave ensuite pendant longtemps dans l'alcool, introduit sous la peau du dos d'une souris, lui communique le charbon et la tue.

Il est vrai que l'infection, qui a lieu le plus souvent, est produite par les divers genres de micrococcus que renferme la secrétion des sacs lacrymal et conjonctival, germes moins résistants que les bacilles à spores durables du charbon. Or M. Sattler a repris les expériences de Koch sur ce genre de micro-organisme. Il est arrivé à reconnaitre que, comme l'eau chlorée, le sublimé à 1/1000 réclame une durée de 1 minute pour rendre ces germes stériles, mais, ni la conjonctive, ni la plaie ne supportent une solution aussi concentrée. Avec des solutions à 1/5000, qui ne provoquent encore aucune sensation douloureuse ou seulement des douleurs très modérées dans le sac conjonctival, il suffit d'un contact continu de deux minutes pour retarder le développement, et d'un contact de trois minutes pour l'abolir certainement. L'acide salycilique présente une action analogue.

Étant donnés ces résultats expérimentaux, et en laissant de côté le sublimé à 1/1000, solution qu'aucun chirurgien n'oserait injecter dans l'œil, cherchons qu'elle peut être l'action de la liqueur de Sattler (sublimé à 1/5000). On l'a employée pour désinfecter les conjonctives, culs-de-sac, etc., et il est bien rare qu'on ait fait sur la plaie cornéenne une irrigation continue de 3 minutes, que les expériences ont montrées nécessaires pour la destruction des microbes. En outre peut-on comparer une irrigation à l'action d'une immersion ? M. Gayet, qui s'est servi de cette solution pour laver la chambre antérieure, a constaté des troubles de la cornée, troubles qui n'avaient pas diminué deux ans après l'opération. Ces faits montrent que, pour injecter ce sel dans l'œil, il faut qu'il soit dans une solution plus étendue que celle préconisée par Sattler, et, par conséquent, moins active, en sorte qu'il faudrait au moins 10 minutes de séjour à ce désinfectant, ainsi étendu, dans la chambre antérieure, pour arriver à tuer les germes qui y sont entrés. On peut donc dire que l'emploi du sublimé, dans la désinfection de la chambre antérieure, ne peut pas être regardée comme germicide à la dose à laquelle on est obligé de l'employer pour cet usage.

*Biiodure d'hydrargyre.* — A la suite de nombreuses expériences, M. Panas est arrivé à conclure qu'une solution de biiodure de mercure au 1/25000, était bien supérieure aux autres substances antiseptiques généralement employées. Sa solution est ainsi formulée :

Biiodure de mercure . . . . . . . .     5 centigr.
Alcool . . . . . . . . . . . . . . . .    16 grammes.
Eau distillée. . . . . . . . . . . . . 1,000     —

Déjà, dit-il, au 1/40000, ce sel possède un pouvoir antifermentescible des plus puissants. C'est dire, qu'au double de concentration, rien ne doit lui résister et c'est en effet ce qui a lieu.

M. Sattler, qui a longuement étudié la durée d'action des divers germicides, répond : « M. Panas a attiré l'attention sur le biiodure de mercure et soutenu que cette poudre rouge, qui est peu soluble, suffirait déjà dans la proportion de 1/25000 ou 1/30000 d'eau pour déployer une action antiseptique suffisante. Cela n'est certainement pas le cas. M. Panas s'est servi, pour en faire la démonstration, d'une méthode absolument insuffisante. » Nous n'interviendrons pas dans cette discussion, laissant d'autres plus autorisés que nous trancher ce débat; nous nous souviendrons seulement que l'action microbicide du biiodure est contestée, fait qui ne plaidera pas en faveur d'une substance que d'autres raisons sérieuses doivent faire éliminer des lavages intra-oculaires avec toutes les autres solutions mercurielles.

Voici les inconvénients de ces solutions, inconvénients constatés par un grand nombre de spécialistes : MM. Grandclément (même avec une solution au 1/40000),

Zancarol, E.-J. Collins, M'Keown, Giliet de Grandmont, Abadie, Gorecki et que MM. Bettremieux, interne de M. Panas et Vassaux, chef du laboratoire, ont publiés dans les *Archives d'Ophtalmologie*, nov.-décemb. 1885, et mai-juin 1886. Mais auparavant nous devons faire remarquer que M. M'Keown accuse avoir eu deux cas de suppuration de la cornée et de panophtalmie sur 30 opérations dans lesquelles il avait fait des injections de la solution de Panas dans la chambre antérieure. Ces deux accidents semblent donner raison à M. Sattler sur la valeur des expériences de M. Panas, et viennent à l'appui de ce que nous dirons plus loin, que les liquides antiseptiques n'agissent que par action mécanique.

A la suite des injections intra-oculaires de la solution de biiodure au 1/25000 il se forme, au niveau de la cornée, des opalescences partant de l'incision et descendant en forme de stalactites ; cette teinte laiteuse, due, sans doute, à l'infiltration de goutelettes du liquide entre les lames de la cornée et à la formation d'un albuminate de mercure, persiste quelquefois assez longtemps, mais cependant sans altérer la beauté du résultat définitif. La cornée devient louche, l'iris et le sac capsulaire sont irrités. A la suite de ces faits cliniques, Bettremieux et Vassaux cherchèrent, sur des lapins, quelles étaient les solutions mercurielles les plus irritantes. Ils poussaient lentement l'injection au moyen d'une seringue de Pravaz, tandis qu'une seconde aiguille, libre, permettait l'écoulement du liquide.

Toutes les solutions mercurielles leur ont donné une opalescence de la cornée analogue à celle constatée chez les opérés de la clinique. Chez les malades elle se montrait le quatrième ou cinquième jour (lorsqu'on ouvrait l'œil pour la première fois) sous forme de stalactites *partant de l'incision* commé si l'infiltration chimique s'était produite au niveau de la solution de continuité de la cornée.

Sur leurs lapins ils ont constaté une opalescence uniforme survenant quelques heures après l'injection et semblant *progresser d'arrière en avant*. Il est probable que le liquide pénétrait dans la cornée et qu'il se produisait, dans le tissu des lames cornéennes, un albuminate de mercure. Ils n'ont jamais vu un trouble notablement plus marqué au niveau des piqûres. Cette opalescence de la cornée disparaît chez les lapins au bout de cinq à quinze jours. Elle n'a pas de conséquences graves. Les malades chez lesquels elle a été observée ont eu une bonne cicatrisation de la plaie cornéenne. Pourtant, il est naturel de penser que la modification que subit la cornée ne doit pas être favorable à sa nutrition, et, sur deux de leurs lapins, ils ont eu la confirmation de cette hypothèse : il s'est produit une légère exulcération au niveau des piqûres. Bien que les cornées opalescentes aient paru se cicatriser aussi bien que les autres, on ne saurait trop être en garde contre tout ce qui peut nuire à la nutrition de la cornée, après une opération où cette membrane n'a pas trop de toute sa vitalité pour donner une bonne et rapide réunion de l'incision.

L'opalescence, quand elle occupe toute la cornée, empêche de déterminer exactement l'état de l'iris ; pourtant ils ont acquis la conviction que toutes les solutions antiseptiques mercurielles exercent, à un degré différent, une action irritante sur l'iris. Sur les yeux ainsi traités il se produit plus ou moins, suivant chaque préparation, du myosis, un aspect trouble de l'iris, une injection péri-kératique qu'ils n'ont jamais observés avec l'eau distillée ou la solution d'acide borique à 3 %.

Voici comment ces expérimentateurs classent, d'après le degré de leur action irritante, les solutions qu'ils ont injectées :

1° Sublimé à 1/3000. Dix jours après l'expérience il persistait une faible opalescence cornéenne, l'iris présentait, sur presque toute la circonférence, dans une zone voisine de la pupille, un aspect blanchâtre et grumeleux;

2° Iodhydrargyrate d'iodure de potassium à 1/6000 (1 décigramme de biiodure et poids égal d'iodure de potassium pour 1200 gr. d'eau). Vacher Louis, d'Orléans, se servait de ce sel au 1/12000 ou 1/15000 ;

3° Solution antiseptique de Sattler (sublimé au 1/5000).

Les yeux, dans lesquels ils ont injecté ces solutions, présentaient au dixième jour les mêmes phénomènes indiqués ci-dessus, mais moins marqués.

4° Solution antiseptique de Panas (biiodure de mercure au 1/20000 avec 2 % d'alcool);

5° Sublimé au 1/15000.

Avec ces deux dernières solutions, ils ont observé seulement, indépendamment de l'opalescence cornéenne, une légère injection périkératique passagère, un peu de myosis, et un aspect douteux de l'iris.

Ces auteurs ajoutent que les injections de solution boriquée à 3 % ne leur ont donné aucune réaction inflammatoire.

La solution de Sattler trouble l'humeur aqueuse; injectée dans la chambre antérieure, on voit sortir un liquide d'aspect laiteux Si, dans un tube à essai, on mélange à de l'humeur aqueuse un peu de cette solution, on produit un précipité blanc pulvérulent.

Bettremieux et Vassaux rejettent le sublimé à 1/2000 comme trop irritant pour l'iris. Le sublimé à 1/15000 leur a paru un antiseptique médiocre qui n'empêche pas les cultures d'un bouillon de foin, comme le sublimé à 1/2000, la solution Sattler, la solution Panas, l'acide borique à 3 % et la solution à parties égales de biiodure de mercure et d'iodure de potassium (Vacher).

La solution à 1/6000 d'un mélange à parties égales de biiodure de mercure et d'iodure de potassium est irritante et son pouvoir antiseptique est à peine égal à celui de l'acide borique à 3 %; il est de moitié inférieur à celui du biiodure au 1/20000.

Les expérimentateurs précédents conseillent pour les lavages intra-oculaires, soit la solution antiseptique de M. Panas, bien qu'elle produise une *opalescence cornéenne* passagère et une action légèrement irritante sur l'iris, soit l'acide borique à 3 %, antiseptique inférieur à peuprès de moitié. mais qui n'a jamais produit, chez les animaux, ni la moindre modification de la cornée, ni la plus petite irritation de l'iris. Si la clinique, ajoutent-ils, démontrait que, à l'égal du biiodure, l'acide borique prévient presque à coup sûr les accidents de suppuration après l'extraction de la cataracte, ils donneraient la préférence à ce dernier.

A ces faits cliniques, à ces expériences de laboratoire, il convient d'ajouter un examen anatomo-pathologique de la cicatrice d'une cornée, examen fait dix jours après l'opération de la cataracte et le lavage intra-oculaire avec la solution mercurielle de M. Panas. M. Vassaux a constaté sur l'œil d'une malade morte de pneumonie, dix jours après une opération de cataracte, que la cicatrisation n'existait, à proprement parler, qu'au niveau de l'épithélium antérieur de la cornée qui avait proliféré et avait poussé un prolongement, en coin, entre les lèvres de la plaie; au niveau des lames antérieures, le tissu cornéen présentait un développement assez considérable d'éléments nucléaires, tandis que les lames profondes de la cornée et la membrane de Descemet ne présentaient pas encore trace d'un tissu cicatriciel.

Vers la même époque, Bettremieux a eu l'occasion de voir au laboratoire du professeur Bœcker, à Heidelberg, des préparations de cornées de lapin, incisées dans le but d'étudier les phénomènes de cicatrisation et sur lesquelles on pouvait constater un état analogue des lèvres de la plaie.

L'expérience clinique que réclamaient MM. Bettremieux et Vassaux, pour donner la préférence à l'acide borique sur les sels mercuriels, est réalisée. Depuis le mois de juin de l'année 1887, M. Panas ne se sert que de la solution boriquée. Il a lavé avec cette solution, *larga manu,* cent un cataractés et n'a pas eu un seul cas de suppuration, tandis que dans l'espace de trois ans, pendant lesquels il s'est servi du biiodure, il y a eu, sur 361 opérés, deux cas de suppuration avec perte totale de la vue. Dans l'emploi des deux liquides il n'y a eu qu'une différence, c'est que, pour le biiodure, la quantité injectée a été moindre que pour la solution d'acide borique, ce qui établit, dit-il, une prééminence de cette dernière toutes les fois qu'on ne veut pas se borner à l'antisepsie intra-oculaire, mais qu'on désire se servir de l'injection pour expulser des fragments cristalliniens. Et, cependant, malgré cette facilité que donne le peu d'irritabilité de l'acide borique, il ne veut pas se servir du courant qu'il établit dans la chambre antérieure, pour chasser les débris cristalliniens. La toilette de la pupille pourra toujours être faite par des manœuvres mécaniques bien combinées et non par le lavage à outrance, fut-ce avec de l'eau stérilisée.

L'acide borique donne donc des résultats aussi avantageux que les sels mercuriels, sinon plus, puisque sur 301 lavages, Panas a eu deux cas de suppuration et M'Keown deux panophtalmies sur 30 opérés et lavés avec la solution de biiodure. Or, les propriétés germicides de l'acide borique sont bien moins puissantes que celles des sels de mercure, et cependant on obtient, avec son emploi, d'aussi bons résultats qu'avec les sels précédents. Est-ce que la valeur antiseptique de ces solutions ne serait d'aucune importance pour la désinfection des plaies ? N'agiraient-elles que par la propriété qui leur est commune, c'est-à-dire de rendre les plaies aseptiques par l'action mécanique des lavages ? C'est ce que nous croyons, et tout en admettant comme incontestables les résultats de pansements antiseptiques, nous avons la conviction qu'ils agissent par *l'entraînement* mécanique dû aux liquides aseptiques et non par une destruction des germes sur place. Une eau véritablement pure, largement employée, donnerait d'aussi bons résultats que les antiseptiques les plus sûrs, sans avoir l'inconvénient de leur irritabilité et sans altérer les tissus. C'est ce qui a eu lieu pour les solutions d’acide borique qui ont donné de meilleurs résultats que les solutions de biiodure, parce qu’elles étaient employées plus largement. Bien plus, nous ne craignons pas de dire que si la plaie n’a pas été infectée, que si des microbes ne se sont pas développés dans la chambre antérieure, c’est qu’ils n’y ont pas été apportés, ou bien que, s’il y en a eu, ils ont été entraînés par le courant liquide. L’acide borique n’est pour rien dans cette non infection de la plaie ; il n’a servi qu’à empêcher l’eau qui le contenait de devenir un milieu de culture. La solution d’acide borique n’est pas dangereuse parce qu’elle est aseptique, elle n’agit que parce qu’elle entraîne tout avec elle. Cette idée n’est pas une pure hypothèse, c’est une réalité que l’on peut constater tous les jours à la clinique de M. le professeur Gayet qui, depuis deux ans bientôt, ne se sert que d’eau stérilisée pour pratiquer les lavages intra-oculaires, à la suite de l’opération de la cataracte, dans le triple but de chasser les débris cristalliniens, de désinfecter mécaniquement la chambre antérieure et la plaie de la cornée, et de ramener, par l’action de l’eau, toutes les parties à leur place sans avoir recours aux instruments qu’il faudrait introduire dans la chambre antérieure. Son principe est de n’introduire que le plus petit nombre possible d’instruments à travers la plaie cornéenne.

Les heureux résultats qu’il obtient sont dus aux ingénieux moyens qu’il a trouvés pour avoir de l’eau vierge de tout germe et pour la conserver à l’abri de l’infection. Si la pureté de l’eau bouillie est encore l’objet des discussions des chirurgiens qui, tous, s’appuient pour défendre leur opinion sur les paroles de M. Pasteur, si l’on ne peut avoir confiance dans l'eau filtrée, ainsi que l'a montré M. Léon Tripier, tout le monde croit à l'asepsie absolue de l'eau surchauffée à 120 degrés. Eh bien, c'est cette eau que notre maître emploie dans toutes les opérations de cataracte. Nous décrirons plus tard, dans un chapitre spécial, l'appareil dans lequel il conserve l'eau qui a été chauffée à 120 degrés, et la manière dont il fait la toilette de la pupille et la désinfection du champ opératoire. Dans le chapitre suivant nous étudierons et critiquerons, s'il y a lieu, les irrigateurs et injecteurs préconisés par les auteurs et montrerons les dangers que peut faire courir leur usage.

# CHAPITRE IV

## I

## Irrigateurs de la chambre antérieure

A la suite de l'étude précédente sur les liquides employés pour les lavages intra-oculaires, il est tout naturel d'étudier les instruments proposés par les auteurs pour les faire. Nous décrirons ces appareils, nous montrerons, chemin faisant, en quoi ils diffèrent ; puis, dans une critique générale, nous ferons voir la difficulté de leur emploi, les dangers auxquels ils exposent le patient et comment on peut les remplacer avantageusement par un instrument plus simple, moins dangereux pour l'œil et qui réunit, à sa simplicité, toutes les exigences d'une bonne asepsie.

Toutefois, comme à la description de l'instrument est intimement attachée la manière de le remplir de liquide, de le priver de tout germe nuisible et de le garantir de toute infection postérieure à sa désinfection, nous la réserverons pour un dernier chapitre dans lequel nous montrerons, aussi clairement que nous pourrons, le procédé opératoire de notre maître.

Bien que les lavages intra-oculaires ne remontent pas à une époque bien lointaine, les instruments sont assez nombreux. La raison en est que les opérateurs, agissant chacun de leur côté et souvent sans connaître les travaux de leurs collègues, n'ont pu copier leur instrumentation. Cependant, malgré cette spontanéité dans la découverte, ces instruments se ressemblent tous par leur disposition générale, comme par leur tendance à arriver au même but.

L'instrument dont se servait Saint-Yves, au xvii* siècle, dans le traitement de l'hypopion, ne nous est pas connu ; nous savons seulement que c'était une petite seringue avec laquelle il injectait de l'eau tiède.

Heymann, qui lavait la chambre antérieure pour la débarrasser des collections sanguines, employait la seringue de Pravaz avec laquelle il injectait une solution saline. Il renouvelait cette manœuvre une ou deux fois de suite et pendant plusieurs jours consécutifs, jusqu'à ce que le résultat cherché fût obtenu.

Saint-Yves et Heymann usèrent des instruments qu'ils avaient entre les mains sans chercher à les adapter à cette opération spéciale et délicate.

C'est Inouye qui dota le procédé opératoire, qu'il venait d'adopter dans l'extraction de la cataracte, d'un instrument approprié et répondant aux indications nouvelles.

*Injecteur de M. Inouye.* — Il se compose de 3 parties : un vase à deux tubulures, dont l'une prend naissance vers le fond du vase et s'élève jusqu'au niveau du liquide. Ce vase repose sur un fond plat  On ne peut mieux le

4

comparer qu'à l'arrosoir dont se servent les jardiniers pour arroser. L'ouverture supérieure est fermée d'une membrane perméable à l'air que l'on fera passer dans le récipient en soufflant avec la bouche. Sous cette pression le liquide s'échappera par la petite tubulure. A celle-ci s'adapte un tube de caoutchouc allant aboutir à une curette de Critchett creuse. Cette curette est taillée, à une de ses extrémités, en bec de flute et percée de trous comme un tamis. L'autre extrémitée est armée d'un manche, de sorte que le tube vient s'adapter à la curette vers son milieu et plus ou moins perpendiculairement. L'eau, chassée du vase par la pression expiratoire, sort par la petite tubulure, parcourt le tube de caoutchouc, la moitié de la curette et s'échappe par les trous de l'extrémité introduite dans la chambre antérieure.

Cet instrument a un double but :

1° De se servir pour enlever les masses corticales de la cuillère elle-même ;

2° De rincer et entraîner au dehors ces mêmes masses corticales.

Comme on peut s'en rendre compte cet instrument est assez ingénieux. Le manche de l'instrument permet un maniement facile de la curette ; la flexibilité du tube de caoutchouc ne gêne pas la main de l'opérateur et ne lui oppose pas de résistance dans ses différents mouvements et la pression que l'on communique au liquide est variable au gré du chirurgien qui opère. Le reproche particulier qu'on peut lui faire, en dehors de l'inconvénient de l'introduction de la curette dans l'intérieur de l'œil, que nous examinerons plus tard, c'est d'obliger l'opérateur à avoir, à sa bouche, ce vase qui lui cache plus ou moins le champ opératoire au moment où il a un instrument rigide dans l'œil du malade. En outre, ne risque-t-il pas d'infecter l'eau au moyen de sa salive et de l'air expiré qui se trouvera en contact avec le liquide destiné à passer dans l'œil ? Il est vrai que M. Inouye emploie un liquide antiseptique, la solution d'acide borique, mais ne sait-on pas maintenant que les liquides antiseptiques peuvent contenir des germes. Un liquide antiseptique n'est pas toujours aseptique.

C'est ici que nous devrions étudier l'appareil de M. Abadie, puisque c'est lui le premier qui a institué méthodiquement en Europe les lavages intra-oculaires à la suite de l'opération de la cataracte. Nous n'en avons pas trouvé la description dans les communications nombreuses qu'il a faites. Il dit seulement que, l'extraction de la cataracte terminée, il irrigue, *larga manu*, avec un jet d'acide borique, toute l'étendue des lèvres de la plaie, ne craignant pas de pousser le jet dans la chambre antérieure. Introduit-il son appareil entre les lèvres de la plaie ou bien se contente-t-il de diriger le jet entre les bords de la cornée entr'ouverte, comme nous le proposerons plus loin ? Notre ignorance sur ce point ne permet pas de nous arrêter à sa méthode et nous allons passer à la description de l'appareil laveur de Louis Vacher que nous trouvons, le premier en date, décrit dans la *Gazette hebdomadaire* de nov. 1885. Voici la description que l'auteur en donne : « J'ai fait installer à 2 mètres 50 de hauteur un petit tonnelet en verre qui contient une vingtaine de litres de liquide antiseptique au 1/12000 (Iodhydrargyrate d'iodure de potassium). Il est fermé à la partie supérieure par un bouchon de verre entouré de ouate antiseptique qui empêche les germes extérieurs d'arriver jusqu'au liquide. A la partie inférieure est un goulot muni d'un bouchon de liège dans lequel passe un tube de caoutchouc minéralisé de 3 à 4 mètres de longueur. Ce tube est muni à son extrémité d'un petit robinet à canules mobiles. Les canules sont de calibre différent et se changent à volonté pendant une opération suivant qu'on veut pratiquer un lavage à gros jet dans les culs-de-sac, ou instiller très légèrement, après l'opération, du liquide entre les lèvres de la plaie cornéenne et dans la chambre antérieure. »

Depuis, il a remplacé son tonnelet par un appareil plus portatif, c'est-à-dire un siphon qu'on élève plus ou moins haut au-dessus de la tête de l'opéré. De plus, il fait chauffer le liquide à 25 ou 30 degrés.

La description de cet auteur est assez incomplète au sujet qui nous intéresse le plus, c'est-à-dire l'introduction ou la non introduction de sa petite canule dans la chambre antérieure. Cependant ce changement de canule, en vue du lavage intra-oculaire, nous fait croire qu'il l'introduit entre les lèvres cornéennes. C'est la seule chose que nous ayons à reprocher à cet instrument qui, à son transport facile, joint l'avantage de permettre d'augmenter la pression au gré de l'opérateur. Le tampon de ouate filtre l'air qui remplace le liquide à mesure qu'il s'écoule et l'instrument pourrait répondre à toutes les conditions de l'asepsie si le liquide antiseptique n'était lui-même suspect. De plus, les différentes manœuvres que nécessite son remplissage laissent une grande part aux dangers d'infection de la part de l'air et des poussières.

*Irrigateur Wicherkiewiez.* — L'instrument dont se sert M. Wicherkiewiez est une sorte de bouteille à large col recourbé (undine), se terminant par un ajutage en argent, semblable à celui des aspirateurs de Bowman, Teale, etc. Quand on relève le corps sphérique de cette undine, préalablement remplie, le liquide coule goutte à goutte à travers l'ouverture en argent introduite dans le sac capsulaire, et produit une irrigation sous une pression modérée mais constante, qui rend le champ pupillaire libre « au plus tard en quelques minutes ». L'appareil mesure, d'après le dessin, 12 cent. sur 6, et représente par conséquent, lorsqu'il est rempli de liquide, un certain poids qui réclame, ainsi que le fait remarquer M. de Wecker, à qui nous empruntons cette description, une grande sûreté de main pour que son ajutage en argent puisse être maintenu pendant « quelques minutes » dans une immobilité parfaite à l'intérieur de l'œil. Cet inconvénient est suffisant pour le faire exclure de la pratique.

*Irrigateur ou injecteur de de Wecker.* — Cet instrument ressemble à l'otoscope de Politzer. La grosse extrémité est couverte d'une feuille de caoutchouc, à la petite s'adapte la canule destinée à être introduite dans la chambre antérieure. Cet instrument peut agir comme injecteur et comme aspirateur.

Si on veut injecter le liquide contenu dans l'instrument il suffit de presser avec le doigt sur la membrane de caoutchouc.

L'auteur prétend que cet instrument est celui qui permet le mieux de se renseigner sur la pression exercée par ce genre d'injection, car la pulpe sensible du doigt

indicateur, appliquée sur le tambour, permet de régler
avec la plus grande précision le degré de pression qu'on
veut exercer pour introduire le liquide qu'on veut injecter
dans la chambre antérieure. Les raisons que donne l'in-
venteur en faveur de son instrument sont vraies, mais
il a le grand défaut de nécessiter son remplissage chaque
fois qu'on veut s'en servir, et d'exposer le liquide à être
infecté.

*Instrument du docteur M'Keown, de Belfast.* — Voici
la description que l'auteur en a donné dans les *Annales
d'oculistique 1888*, p. 144. « Ma « scoopsyringe » est
construite de façon à donner un écoulement libre et
large en nappe ou en jet, suivant la pression exercée
par le doigt comme dans l'instrument de M. de Wecker,
avec cette différence qu'ici c'est sur un piston et non sur
un tambour, que s'appuie le doigt régulateur de la force
aussi délicate dans un cas que dans l'autre.

« La boîte, confectionnée par Meyer et Meltzer, contient
deux corps de pompe-seringue en verre et six bouts en
bec de renard, de longueur et de largeur différentes pour
s'adapter à diverses mains et à des sections différentes
soit par la longueur, soit par la position-section supérieure
ou latérale, yeux très saillants, etc. — détails dont on doit
s'occuper. Les doigts courts de l'opérateur, les sections
supérieures dans les yeux saillants, les sections latérales
ou inférieures dans tous les yeux, exigent, pour cause
de fermeté, le corps et les bouts courts.

« La forme des bouts—en bec de renard — a été choisie
non pour faire servir à titre de levier ou de curettes, mais
simplement pour diriger la force et la direction du jet

ou de la nappe d'eau. Ces bouts sont munis d'un petit rebord comme la curette de Critchett ; on peut les faire servir par des mouvements de latéralité à aider à l'entraînement des masses corticales adhérentes que l'action de l'eau vient à détacher.

Il y a aussi deux aiguilles dans l'étui qui sont pour les injections à l'intérieur de la capsule dans les cataractes non mûres, pour séparer la capsule du corps de la lentille ».

La seringue de M. M'Keown ressemblant, sous beaucoup de rapport, à celle de M. Panas, ce serait faire double emploi que de montrer ici les inconvénients que son usage présente, aussi attendrons-nous d'avoir décrit celle de M. Panas pour les étudier toutes les deux ensemble.

*Appareil de Chodine, de Kiew.*— L'appareil dont il se sert pour laver la chambre antérieure dans l'opération de la cataracte, consiste en un entonnoir en verre communiquant avec un tube de caoutchouc d'une longueur d'un mètre environ. A son extrémité est un petit tube coudé en verre.

Pour laver l'intérieur de l'œil, la canule étant introduite dans la chambre antérieure à travers la plaie cornéenne, un aide élève l'entonnoir. L'auteur pense que la courbure de la canule permet de faire le lavage même quand le malade ne peut regarder en bas, ce qui est nécessaire par les autres procédés. En outre la courbure mettrait à l'abri des accidents, même quand le malade fait des mouvements brusques, parce que le petit tube, tournant dans la main de l'opérateur, sort de la chambre antérieure avec la plus grande facilité. Il se sert d'une solution d'acide borique échauffée jusqu'à la température du corps. Pour éviter le refroidissement on plonge, pendant l'opération, le tube dans l'eau chaude.

Cet appareil présente l'inconvénient de tous ceux que nous avons décrits, et en particulier de laisser son récipient ouvert en contact avec l'atmosphère. Son étude rentre dans la critique générale que nous ferons à la fin de ce chapitre.

Terson, de Toulouse, a, lui aussi, fait fabriquer un compte-gouttes laveur qu'il donne comme étant d'une grande simplicité et d'un maniement facile. L'instrument se compose d'un vulgaire compte-gouttes, dont le tube de verre et de caoutchouc sont un peu plus courts qu'à l'ordinaire. Il se manie à la manière d'un crayon ou d'un porte-plume. L'extrémité est armée d'une canule à la forme et à la confection de laquelle on a fait apporter le plus grand soin. Tandis que l'extrémité de la canule de l'injecteur Wecker est percée de deux petits trous latéraux, ce qui rend le nettoyage de l'instrument et même la sortie du liquide assez difficiles, la forme de cette canule représente celle de certaines lances d'arrosage à l'aide desquelles on veut obtenir un jet en éventail, le liquide venant se briser sur une sorte de plate-forme qui déborde d'environ un millimètre le point d'où sort le liquide.

Cet instrument, qui repose sur le même principe que celui de M. de Wecker, ne nécessite pas une étude particulière; nous renvoyons à l'étude générale que nous allons faire après avoir donné la description de la seringue de Panas, que nous avons trouvée dans les archives d'ophtalmologie 1887, p. 470.

« Pour pratiquer le lavage véritablement antiseptique de la chambre antérieure, il fallait un instrument bien calibré, excluant complètement toute pénétration de bulles d'air dans l'œil, en même temps que la force de projection du liquide pouvait être graduée à chaque instant d'après la volonté de l'opérateur. »

« Tous les autres instruments, tels que ceux fondés sur le principe du compte-gouttes, même perfectionné, pareil à celui fabriqué par la maison Luër, sur indications du Docteur Panas (premier modèle), ne remplissent pas ces indications. »

Le nouvel injecteur Panas ressemble à une seringue dont l'extrémité du piston serait armée d'une boucle pour le passage du gros doigt et dont la canule porterait deux oreilles latérales à son extrémité qui s'adapte au corps de pompe, pour recevoir deux doigts. Quand elle fonctionne elle est placée dans la paume de la main ; le pouce chasse le piston et le corps de pompe est arrêté par les oreilles de la canule qui reposent sur le médius et l'index.

Les avantages de ce nouvel injecteur seraient d'être inattaquable par le liquide mercuriel ou autre dont on le charge, grâce à sa fabrication, où il n'entre que du verre et du caoutchouc durci ;

D'exclure toute altération du liquide médicamenteux, et toute souillure de la part du piston, qui est garni d'amiante et ne nécessite aucun graissage ;

De posséder une canule plate et mince, en caoutchouc durci, dont l'introduction dans l'œil est tout aussi facile que celle d'une simple curette ;

Par dessus tout il obvie au passage de bulles d'air avec le jet du liquide poussé dans l'œil et réalise ainsi mieux que tout autre instrument les conditions d'une injection aseptique.

Toutes ces raisons qui ont présidé à la confection de l'instrument sont excellentes, mais avec une seringue on n'a jamais un contrôle exact et l'on ne se rend pas compte de la résistance vaincue qui est sous la dépendance à la fois du frottement du piston et de l'échappement du liquide.

En outre, une seringue est toujours d'un entretien difficile au point de vue de la propreté, surtout au point de vue de celle que réclame l'asepsie. Chaque fois il faut, pour remplir la seringue, verser le liquide dans un récipient en contact avec l'air. L'injection elle-même ne doit pas être bien innocente, car il est difficile de pousser le piston d'une seringue sans faire osciller l'extrémité. Ici l'oscillation sera proportionnelle à la grandeur de la canule, qui, à ce moment, sera dans l'intérieur de l'œil. A notre avis, la seringue est certainement le plus mauvais instrument auquel on puisse avoir recours. On va voir maintenant ce que nous pensons de l'introduction de canules entre les lèvres de la plaie cornéenne.

## II

# Appréciation générale de ces instruments. — Dangers que présente leur emploi. — Auquel donner la préférence.

L'étude précédente nous a fait voir que tous ces intruments, sauf peut-être ceux de Vacher et d'Abadie, qui n'ont pas donné de détails suffisants pour les juger, possèdent une canule destinée à être poussée dans la chambre antérieure à travers les lèvres de la cornée. Ce sont les dangers de cette introduction, que nous jugeons inutile pour ne pas dire dangereuse, que nous allons montrer, puis nous terminerons en décrivant le procédé de notre maître, qu'il a fait connaître au congrès d'ophtalmologie d'Heidelberg de 1888. Mais, auparavant, examinons si M. le professeur Panas ne complique pas l'opération de l'extraction de la cataracte d'un temps inutile.

Dans sa communication à l'Académie de médecine, janvier 1886, M. Panas dit que le temps le plus important de l'extraction de la cataracte est la toilette de la pupille; que, pour la bien faire, il ne faut pas craindre de multiplier les manœuvres d'extraction: pressions digitales, pressions à la curette, introduction répétée de celle-ci dans la chambre antérieure, etc.; qu'il ne faut ménager ni temps ni peine pour atteindre ce but. Puis, quand la toilette est terminée, il procède au lavage.

Au Congrès de Paris de l'année dernière, il répète que c'est par de bons procédés opératoires qu'il faut nettoyer la pupille. Pourquoi ne pas essayer de faire la toilette de la pupille par le lavage lui-même, ce qui éviterait l'emploi de manœuvres et d'instruments dont l'introduction n'est pas toujours inoffensive pour un organe aussi délicat que l'œil. En faisant le lavage immédiatement après la sortie du cristallin, ou bien tous les débris sont entraînés et alors on épargne à l'œil les manœuvres précédentes ou bien ils résistent au courant, et dans ce cas on peut essayer alors, mais seulement alors, ces moyens, sans danger plus grand pour le malade. Pour expliquer la manière de faire de M. Panas, il faut tenir compte du peu de liquide qu'il introduit dans la chambre antérieure. Au Congrès d'Heidelberg, le vulgarisateur des lavages antiseptiques n'injectait plus que quelques gouttes d'une solution d'acide borique à 4 °/₀. Dans ces conditions il n'est pas étonnant de le voir répondre au Congrès de Paris, à M. Vacher, qu'il ne faut pas compter beaucoup sur les injections intra-oculaires pour le nettoyage de la chambre antérieure. Pour nous, nous ne craignons pas d'injecter jusqu'à 50 ou 60 grammes de liquide, d'établir un véritable courant qui puisse entrainer tous les débris visibles ou invisibles, car nous nous servons d'eau stérilisée, que nous savons inoffensive parce qu'elle n'est pas irritante comme les solutions antiseptiques. Et pour montrer que cette toilette pupillaire s'effectue bien réellement sous l'action du courant, nous allons rapporter ici dix observations que nous avons choisies parmi bien d'autres et que nous aurions pu multiplier si nous ne les avions jugées suffisantes pour entraîner la conviction.

## OBSERVATION I

Pierre G..., 68 ans, sabotier. Cataracte de l'œil gauche, ayant débuté il y a 3 ans, opérée le 21 juillet 1888.

Kératotomie supérieure. Kystitomie à la pince qui entraîne un petit débris de capsule et un très petit morceau de cristallin. Issue facile d'un noyau assez volumineux, ambré à son centre. Il reste dans le champ pupillaire un débris capsulaire que le massage ne peut fair sortir. Un premier lavage reste aussi sans résultat ; un deuxième lavage le détache complètement. On le voit *flotter* et *tourbillonner dans la chambre antérieure* et enfin il s'engage dans l. plaie cornéenne et sort.

Juillet 23 : Pupille très petite, bien qu'on n'ait pas mis d'ésérine ; on instille de l'atropine. Le lendemain la pupille commence à se dilater, et le 9 août on notait : beau résultat bien que la pupille fut un peu irrégulière, plaie nivelée, pupille bien noire, à peine 3 dioptries d'astigmatisme régulier.

V = 1/4 avec + 10 dioptries.

## OBSERVATION II

F. Y..., 72 ans. Cataracte nucléo-corticale de l'œil gauche opérée le 14 juin 1888. Kérato-kystitomie supérieure. Issue d'un noyau moyen avec quantité de masses corticales. La pupille reste brouillardée, mais un bon lavage la débarrasse complètement sauf un petit débris flottant que l'eau met en évidence. Très bonne pupille, bonne restitution. Ni atropine, ni ésérine. Le surlendemain la plaie n'était pas refermée, et il existait un peu d'enclavement. Le 27 juin on notait un peu de dénivellement de la plaie. La pupille était ronde et noire.

Astigmatisme irrégulier à 65° de 12 à 14 dioptries.

L'éclairage oblique fait découvrir un trou assez large dans la capsule.

V = 1/16 avec + 10 dioptries.

## OBSERVATION III

H. Cl..., 63 ans. Opération de la cataracte O. G. le 21 juin 1888. Kérato-kystitomie supérieure. Pendant l'incision il sort un peu d'humeur aqueuse et l'iris vient se jeter sur le couteau : petit lambeau de l'iris emporté de cette façon. Lavage prolongé qui montre quelques petits débris flottants qui restent. Malgré cela pupille noire, aussi bien restituée que possible. Esérine.

Juillet 1er : Pupille en trou de serrure, bien noire ; pas de débris mais deux adhérences.

Astigmatisme régulier à 90° de 7 à 8 dioptries.

$V = 1/5$ avec $+ 11$ dioptries.


## OBSERVATION IV

M. F..., 78 ans. Cataracte de l'œil droit opérée le 2 juin 1888. Kératotomie supérieure. Kystitomie à la pince. Issue facile d'un gros cristallin à peu près complet. Le lavage emporte un léger débris en le faisant tourbillonner. Excellente restitution des parties. Vision nette. Ni ésérine, ni atropine.

Juin 15 : Plaie bien nivelée, pupille bien ronde, assez noire, milieux transparents.

Astigmatisme à peu près régulier à 110° de 10 à 11 dioptries.

$V = 1/15$ avec $+ 10$ dioptries.


## OBSERVATION V

M. J..., 48 ans. Cataracte nucléo-corticale gauche opérée le 5 juillet 1888. Kérato-kystitomie supérieure de petite dimension. Quantité de masses corticales que l'on extrait à peu près complètement par le lavage. Excellente restitution. Ni ésérine, ni atropine.

Juillet 17 : Plaie bien nivelée, pas d'adhérences de l'iris, pupille bien ronde et bien noire. Après instillation d'atropine, pupille assez vaste, capsulaire ; quelques débris cristalliniens en bas.

Astigmatisme régulier à 90° de 5 à 6 dioptries.

$V = 1/10$ avec $+ 9$ dioptries.


## OBSERVATION VI

B. G..., 73 ans. Cataracte gauche opérée le 29 septembre 1888. Kérato-kystitomie supérieure. Au moment du lavage les fibres cristalliniennes, adhérentes à la capsule, s'agitent en suivant le flot, mais ne sortent pas toutes; on est obligé d'en expulser quelques-unes par pression. On laisse néanmoins un léger nuage. Petit noyau. Ni ésérine ni atropine.

Octobre 12 : plaie bien nivelée, pupille bien ronde, un assez grand débris en dedans, le reste bien noire. Bonne pupille capsulaire en dehors. Un peu d'ecchymose dans la partie inférieure de la chambre antérieure.

Astigmatisme assez régulier à 75° de 6 dioptries.

$V = 1/10$ avec $+ 11$ dioptries.


## OBSERVATION VII


G. R..., 15 ans. Cataracte nucléo-corticale molle opérée le 31 mai 1888. Kérato-kystitomie. Mauvais couteau. Issue facile du cristallin qui ressemble à de l'amidon cuit et laisse des masses corticales que l'on fait sortir avec pressions et lavages alternés. Tendance à la formation d'un pli de l'iris parallèle à la plaie. Esérine.

Juin 11 : Beau résultat, plaie bien nivelée, pupille ronde, noire, sans débris, transparence parfaite des milieux.

Un peu d'astigmatisme régulier avec 4 à 5 dioptries.

$V = 1/2$ avec $+ 9$ dioptries.


## OBSERVATION VIII


R. F..., 62 ans. Cataracte nucléo-corticale gauche opérée le 23 octebre 1888. Kérato-kystitomie supérieure. Issue facile d'un noyau assez volumineux. Beaucoup de masses corticales qu'on ne peut faire sortir d'un seul coup par le massage. Lavages répétés ; il reste encore un peu de masses corticales que l'on fait sortir par un nouveau lavage. Ni ésérine ni atropine.

Novembre 12 : Pupille irrégulière tirée en haut, ovalaire, oblique avec un gros débris.

Astigmatisme régulier avec $+ 10$ à 12 dioptries.


## OBSERVATION IX


J.-F. B... Cataracte nucléo-corticale droite opérée le 2 juin 1888. Kératotomie supérieure et périphérique. Kystitomie à la pince. Très petit débris emporté. Issue facile d'un cristallin presque complet. Lavage entraînant de petits débris. Restitution complète des parties. Pansement sans atropine ni ésérine.

Juin 14 : Beau résultat malgré une adhérence de la pupille en bas ; plaie bien nivelée, pupille noire, à peine quelques petits débris en bas. Milieux bien transparents. Atropine.

Astigmatisme irrégulier.

$V = 1/10$ avec $+ 10$ dioptries.


## OBSERVATION X


A. S..., 56 ans. Cataracte nucléo-corticale droite opérée le 21 juin 1888. Kérato-kystitomie supérieure à la fin de laquelle le cristallin sort comme un noyau. Quelques débris expulsés par le lavage et la pression. La pupille parfaitement noire reste petite et ronde.

Juillet 2 : Plaie bien nivelée, pupille irrégulière avec une adhérence en bas. Bulle d'air dans la chambre antérieure. Pupille capsulaire suffisante, mais une partie de la pupille irienne, surtout en haut et en dedans, est occupée par de nombreux débris.

Astigmatisme irrégulier.

La lecture de ces observations ne peut laisser de doute sur les effets mécaniques de ces lavages pour faire la toilette de la pupille. Non seulement ils entraînent les débris détachés, mobiles, en les faisant tourbillonner, mais encore ils en mettent en évidence que l'on n'apercevait pas avant l'injection. Avec eux, par conséquent, on sait mieux si toutes les masses corticales ont disparu, et quel sera l'état de la pupille après la guérison.

Cependant il arrive bien quelquefois que le courant, que l'on établit dans la chambre antérieure, n'est pas assez fort pour entraîner des débris trop adhérents ; mais, dans ce cas, quand on a constaté que le moyen précédent ne peut en venir à bout, on est toujours à même d'employer les moyens préconisés par M. Panas.

Nous allons rapporter une seconde série d'observations

où, après les lavages, on a été obligé d'employer la pression, la curette ou la pince pour faire la toilette de la pupille, afin de bien montrer qu'à la clinique d'ophtalmologie de Lyon, on prend aussi un soin particulier de la propreté de la pupille; mais, pour y arriver, on sait approprier les moyens aux circonstances, tout en réduisant au minimum les dangers que l'on fait courir à l'œil.

## OBSERVATION XI

M. R... Cataracte droite opérée le 1er mai 1888. Atropine, puis kérato-kystitomie. Des débris sortent après le cristallin ; mais il en est qu'on ne peut enlever, malgré des lavages répétés et l'introduction de la curette de Valdaw à deux reprises différentes, et, chaque fois, l'uvée a donné du noir emporté par la curette.

Mai 17 : Résultat passable, plaie dénivelée, pupille assez grande, mais grise par suite de nombreux débris.

Astigmatisme très irrégulier.

$V = 1/20$ avec $+ 9$ dioptries.

Cette observation offre un intérêt tout particulier en ce fait que, là où les débris ont résisté aux lavages, la curette n'a pas obtenu un meilleur résultat.

## OBSERVATION XII

C. J..., 71 ans. Cataracte gauche opérée le 12 octobre 1888. Kérato-kystitomie supérieure. Issue facile du noyau. Il reste, dans le champ pupillaire, beaucoup de masses corticales que l'on fait sortir, en partie, par le massage ou le lavage; un petit lambeau de capsule reste encore qui ne peut être chassé ni par le massage ni par un lavage énergique ; on est obligé de l'extraire avec la curette.

Octobre 26 : Très léger dénivellement de la plaie qui est un peu centrale. La pupille est ronde et bien noire. Quelques débris capsulaires en bas, le reste très transparent.

Astigmatisme un peu irrégulier à 75° de $+ 11$ à 12 dioptries.

$V = 1/8$ avec $+ 10$ dioptries.

## OBSERVATION XIII

C. C..., 66 ans. Cataracte nucléo-corticale droite opérée le 27 octobre 1888. Kérato-kystitomie supérieure. Issue facile d'un cristallin assez volumineux, ambré. Il reste, dans la pupille, des masses que l'on ne peut faire sortir complétement par le massage. Un bon lavage n'en enlève qu'une partie. On fait partir ce qui reste avec la curette à rétablir. Bonne restitution des parties. Ni ésérine ni atropine.

Novembre 12 : Beau résultat, cependant la pupille présente quelques adhérences. Milieux très transparents, avec belle pupille capsulaire.

Astigmatisme + 10 à 12 dioptries.

V = 1/6 avec + 10 dioptries.

## OBSERVATION XIV

G. C..., 50 ans. Cataracte droite, molle, grisâtre, opérée le 31 mai 1888. Kératotomie supérieure. Kystitomie à la pince. Expulsion d'un cristallin assez volumineux à consistance de suif. Il porte avec lui un petit brin d'uvée. Expulsion de débris par lavages et pressions alternés. Il faut en enlever avec la curette de Valdaw. Bonne restitution des parties par les lavages qui ont été au nombre de trois. Ni ésérine ni atropine.

Juin 2 : Léger trouble de la cornée, teinte grisâtre de la pupille qui est retirée. Bandeau.

Juin 14 : Beau résultat bien que la pupille soit irrégulière et obstruée par des débris assez considérables. Plaie nivelée.

Astigmatisme assez régulier de 7 à 9 dioptries.

V = 1/10 avec + 9 dioptries.

## OBSERVATION XV

T. M...., 61 ans. Cataracte nucléo-corticale opérée le 2 juin 1888. Kératotomie supérieure de grande dimension. Tentative de kystitomie à la pince sans résultats; 2e tentative et pression assez forte et issue du cristallin par une sorte d'explosion. Beaucoup de couches corticales presque liquides, noyau assez petit. Difficulté assez grande pour entraîner un débris qui résiste au lavage et aux pressions, finalement emporté avec la pince. Pupille très petite. Ni atropine ni ésérine.

Juin 15 : Résultat satisfaisant bien que la pupille soit irrégulière avec adhérences. Plaie nivelée, pupille un peu grise sans grands débris.

Astigmatisme régulier de 5 à 7 dioptries.

$V = 1/15$ avec $+ 11$ dioptries.

## OBSERVATION XVI

L. J..., 65 ans. Cataracte nucléo-corticale droite opérée le 25 octobre 1888. Kérato-kystitomie supérieure. Issue facile d'un cristallin assez volumineux, ambré. Masses corticales que l'on ne peut faire sortir complètement par le massage. Un débris restant dans la capsule on l'extrait en introduisant la curette dans la chambre antérieure. Lavage ; ni ésérine, ni atropine.

Novembre 7 : Bon état de l'œil ; léger dénivellement de la plaie ; la pupille est irrégulière avec quelques adhérences, mais bien noire. A l'éclairage oblique, quelques débris avec une assez grande pupille capsulaire.

Astigmatisme un peu irrégulier à 75° de $+ 11$ à 12 dioptries.

$V = 1/8$ avec $+ 10$ dioptries.

## OBSERVATION XVII

L. B..., 41 ans. Cataracte nucléo-corticale, claire, de l'œil droit opérée le 7 juillet 1888. Kérato-kystitomie supérieure. Issue assez laborieuse d'un cristallin à couches périphériques molles et visqueuses et à noyau central assez volumineux, bien que la plaie fût un peu petite pour le laisser sortir. Lavage et massage entraînant une assez grande quantité de masses corticales. On emploie la curette qui en emporte un peu.

Le liquide qui est sorti de l'œil était noir.

Juillet 9 : La pupille est contractée, en partie obstruée.

Juillet 20 : Pupille irrégulière avec assez gros débris en bas. Plaie plate.

Astigmatisme régulier de 5 à 7 dioptries à 90°. Milieux bien transparents malgré les débris.

$V = 1/8$ avec $+ 9$ dioptries.

Des deux séries d'observations précédentes on doit conclure qu'il faut intervertir les différents temps de l'opération de la cataracte suivant le procédé de M. Panas. Il faut commencer à faire le lavage de la pupille avant d'essayer d'en faire la toilette par les caresses ordinaires, car il arrivera souvent que ce dernier temps deviendra inutile.

L'introduction de ces instruments n'est pas toujours si inoffensive que le croit M. Panas. Quand il a des troubles de la face postérieure de la cornée, il accuse l'irritabilité de la solution antiseptique qu'il injecte, ce qui n'est pas toujours vrai. Nous allons montrer, par quelques observations, que souvent de pareils troubles ne peuvent être attribués qu'à une sorte de grattage pratiqué par les instruments que l'on introduit pour nettoyer la pupille. C'est l'opinion soutenue par M. Barban, dans sa thèse inaugurale, Lyon 1889, qui a constaté ce fait dans quelques observations à la suite de la kystitomie à la pince. L'emploi de l'eau stérilisée ne laisse pas de doutes sur la cause de cet accident.

### OBSERVATION XVIII

Marthe C..., 62 ans. Cataracte nucléo-corticale de l'œil droit. Kératotomie supérieure, kystitomie à la pince qui n'emporte aucun lambeau de la capsule, mais en revanche saisit l'iris. Iridectomie, puis nouvelle tentative de déchirure de la capsule à la pince. Il ne vient encore aucun débris de la capsule, mais celle-ci est ouverte et le cristallin sort. Hémorrhagie assez abondante pour amener de la tension de l'œil et une restitution probablement médiocre de l'iris et de la capsule. Les jours suivants *un peu de trouble de la face postérieure de la cornée*. A la sortie, petit enclavement, peu de réaction inflammatoire, pupille irienne assez noire, pupille capsulaire moyenne.

Astigmatisme très irrégulier.

V = 1/16 avec + 10 dioptries.

## OBSERVATION XIX

Claudine B..., 71 ans. Cataracte nucléo-corticale de l'œil droit. Kératotomie supérieure, kystitomie à la pince, sans lambeau arraché. Tendance de l'iris à s'engager, déformation de la pupille. Esérine. Quelques heures après, au moment de mettre le pansement, l'humeur vitrée est sortie. Les jours suivants, *cornée un peu trouble*. A la sortie, l'enclavement s'est considérablement réduit, mais la pupille irienne est remontée et irrégulière. Pas de débris cristalliniens. Trou capsulaire moyen.

Astigmatisme irrégulier, non mesurable.

V = 1/15 avec + 10 dioptries.

## OBSERVATION XX

Claude G..., 50 ans. Cataracte en regression de l'œil droit. Kératotomie supérieure. Kystitomie à la pince sans résultat. Expulsion d'un cristallin assez volumineux à consistance de suif ; il emporte avec lui un débris d'écaille. Expulsion de débris par lavages et pressions ; il faut en enlever un avec la curette de Waldaw. Le surlendemain, *léger trouble de la cornée*, teinte grisâtre de la pupille qui est rétrécie. A la sortie, plaie nivelée, beau résultat malgré une pupille irrégulière et obstruée par de nombreux débris.

Astigmatisme assez régulier de 7 à 8 dioptries.

V = 1/10 avec + 9 dioptries.

## OBSERVATION XXI

Joseph D..., 73 ans. Cataracte dure de l'œil droit. Kératotomie inférieure. Kystitomie à la pince ; on ne retire qu'un très petit débris de la capsule. Issue d'un cristallin assez volumineux. Pendant la nuit suivante, violente douleur oculaire qui a cessé au moment où le malade a senti son œil larmoyer. Le lendemain, on constate un léger enclavement. *La pupille est trouble (dépoli de la face postérieure de la cornée).* Les jours suivants, la cornée s'éclaircit un peu. A la sortie, enclavement considérable.

Astigmatisme très irrégulier, non mesurable.

## OBSERVATION XXII

François C..., 68 ans. Cataracte capsulaire de l'œil gauche.
Kérato-kystitomie supérieure. Capsule résiste, on emploie le kysti-
tome. Finalement, on saisit la capsule avec la pince. Pas de débris;
*trouble central postérieur de la cornée.*

V = 4/30 avec + 8 dioptries.

· Nous ajoutons une dernière observation dans laquelle
une panophtalmie a éclaté et amené une fonte de l'œil.

La kérato-kystitomie avait été suivie de l'introduction de la pince pour aller chercher la capsule.

## OBSERVATION XXIII

Jean R..., 74 ans. Cataracte capsulaire de l'œil droit. Kérato-
kystitomie supérieure. Issue du cristallin; on va chercher la capsule avec la pince et on l'amène facilement. Trente-six heures
après, éclate un phlegmon qui amène la fonte de l'œil.

Est-ce que la cause du phlegmon ne serait pas l'emploi de la pince que l'on arrive difficilement à rendre
aseptique?

Si l'introduction des instruments dans l'œil peut
produire des lésions aussi bénignes que l'excoriation
légère de la face postérieure de la cornée, elle
peut être la cause d'accidents plus importants. Actuellement que l'on n'emploie plus l'anesthésie générale pour
opérer la cataracte, on peut toujours craindre un mouvement inopportun du malade; si, à ce moment, on
a une curette, une pince, dans la chambre antérieure,
ne voit-on pas quel danger peut courir l'œil, dont
l'état d'équilibre est instable par suite de l'écoule-

ment de l'humeur vitrée et de l'ablation du cristallin. Je ne crois pas que des observations aient été publiées mettant en cause ce genre de traumatisme, mais enfin il est possible, et il faut toujours être sur ses gardes. Et, de son côté, l'opérateur est-il toujours maître de tous ses mouvements. Un moment d'inattention, une question posée, un mouvement communiqué par un aide à un moment aussi délicat de l'opération, pourront amener une perforation de la capsule et une issue de l'humeur vitrée. Voilà, je crois, des inconvénients déjà sérieux; mais il en est un autre contre lequel nous devons nous prémunir, c'est contre l'infection. Nous ne sommes jamais absolument sûrs des instruments dont nous nous servons, aussi, avec notre maître, repoussons-nous tout cet arsenal, pour n'introduire dans l'œil que des instruments indispensables. C'est pourquoi nous ne voulons pas, non plus, de ces instruments à canules plus ou moins perfectionnées que l'on doit introduire dans la chambre antérieure pour nettoyer la pupille, soit avec la curette elle-même, soit par l'intermédiaire d'un courant de liquide. En outre des dangers traumatiques signalés plus haut, cette introduction peut être une source d'infection, car sa surface externe pénètre à frottement plus ou moins dur entre les lèvres de la cornée, qui arrêtent les germes qu'elle supporte; les microbes, incrustés, pour ainsi dire, entre les éléments fibro-cellulaires, ne pourront plus être balayés par le courant et donneront lieu à ces cas d'infiltration purulente débutant par la section cornéenne, et que le traitement le plus énergique ne parvient pas toujours à arrêter dans sa marche envahissante. Aussi ne saurions-nous trop recommander la manière de faire de M. Gayet, qui emploie pour faire la toilette de la pupille, pour désinfecter la chambre antérieure, pour laver, tout à la fois, les lèvres de la plaie et la surface externe du globe oculaire, un jet d'eau venue, sous pression, d'un flacon d'eau stérilisée à la marmite de Papin. Il darde ce jet sur la plaie, celle-ci s'entr'ouvre et l'on voit, comme nous l'avons signalé dans les dix premières observations que nous avons rapportées plus haut, le liquide tourbillonner énergiquement dans la chambre antérieure, d'où il ressort en entraînant avec lui les débris qu'il a emportés dans son mouvement. En passant d'une extrémité de la plaie à l'autre, on change le sens du mouvement giratoire auquel ne pourraient résister que les parties, si adhérentes, qu'on doit nécessairement les abandonner. C'est ce que nous avons vu dans l'observation XI, où la curette de Valdaw, deux fois introduite, n'a pu enlever un débris que l'eau n'avait pu entraîner. Mais, pour obtenir un aussi beau résultat, il faut faire passer dans la chambre antérieure de 30 à 50 grammes de liquide. C'est une quantité bien grande pour les chirurgiens qui n'en injectent que quelques gouttes seulement; mais elle ne nous effraie pas parce que nous savons que notre eau stérilisée n'est pas irritante, qu'elle ne contient aucun germe, qu'elle ne peut diminuer la vitalité des tissus. Seulement il faut mesurer la pression du jet, employer un liquide tiède pour éviter à l'intérieur de l'œil un contact douloureux et capable d'y solliciter la tension, comme notre maître l'a vu une fois, bien ménager le jet et lui donner une direction telle qu'il n'ait aucune tendance à hydrotomiser la cornée, enfin, mesurer la durée du lavage aux sensations du malade et le cesser dès que la douleur devient vive. Toutes ces manœuvres sont rendues faciles et inoffensives par l'emploi de la cocaïne qui amène une détente sur les yeux, et sûres dans leurs résultats par celui de l'asepsie.

---

Ces lavages, que l'on peut alterner avec des massages, répéter après un peu de repos, présentent un dernier et inestimable avantage, c'est de *restaurer ad integrum toutes les parties*. Il faut voir retourner à leur place iris, pupille, capsule, et autre chose meilleure, se coapter les lèvres de la plaie purifiée de toute souillure. Nous avons pu voir que ce résultat a été noté dans le plus grand nombre des observations précédentes et particulièrement dans les observations II, III, IV, V, IX, X, XIII, XIV, et que, dans presque toutes, il n'a pas été nécessaire d'instiller de l'atropine ou de l'ésérine. Nous allons rapporter ici quelques observations destinées à montrer cette restitution de toutes les parties par les lavages intra-oculaires tels qu'on les pratique à Lyon. Elles ne différeront guère des précédentes, mais comme elles ont été spécialement triées dans ce but, on pourra juger, en les comparant aux autres, que ce n'est pas un fait exceptionnel.

---

## OBSERVATION XXIV

J. B..., 56 ans. Cataracte capsulo-lenticulaire droite opérée le 12 juillet 1888. Kératotomie supérieure, kystitomie à la pince, qui arrache un lambeau insignifiant et le laisse dans la chambre antérieure. Issue assez pénible d'un noyau moyen entouré de masses de consistance de suif. *Bonne restitution des parties par le lavage*. Reste le petit point que l'on avait constaté sur la capsule avant l'opération. Atropine.

Juin 26 : Assez bon résultat, un peu de dénivellement de la plaie, quelques vaisseaux épiscléraux surtout en haut. Tremblottement irien. Pupille un peu irrégulière, déviée en dehors. Reste, au centre, un débris assez petit, mais très brillant.

Astigmatisme irrégulier à 90° de 12 à 14 dioptries.

V = 1/4 avec + 11 dioptries.


## OBSERVATION XXV

A. G..., 65 ans. Cataracte de l'œil droit opérée le 19 juin 1888. Kérato-kystitomie supérieure ; grande flaccidité de l'iris. Issue facile d'un cristallin volumineux. *Bonne restitution par le lavage.* Pupille très noire. Ni atropine, ni ésérine.

Juillet 2 : Beau résultat, plaie nivelée, pupille noire, une seule adhérence en dedans. On ne retrouve la trace de la capsule qu'en haut et en dedans, le reste de la pupille est très noir.

Astigmatisme régulier de 8 à 9 dioptries.

V = 1/10 avec + 10 dioptries.


## OBSERVATION XXVI

P. C..., 61 ans. Cataracte nucléo-corticale dure opérée le 23 juin 1888. Kérato-kystitomie supérieure. Issue d'une grande quantité de couches corticales presque liquides et d'un noyau volumineux, ambré, clair, avec la seule pression de la pince fixatrice. *Lavage assez prolongé, après lequel pupille noire, régulière et petite.*

Juillet 7 : Dénivellement de la plaie. Gérontoxon très marqué. Pupille irrégulière, adhérences, quelques débris ; petite pupille capsulaire.

Astigmatisme irrégulier à 90° de 12 à 14 dioptries.

## OBSERVATION XXVII

A. B..., 55 ans. Cataracte nucléo-corticale dure de l'œil droit, opérée le 19 juin 1888. Kérato-kystitomie supérieure. Issue très facile d'un cristallin assez volumineux qui semble entier. *Excellente restitution par le lavage.* Ni atropine, ni ésérine.

Juin 30 : Très bon résultat, plaie nivelée, pupille ronde et noire. Après dilatation par l'atropine, pupille capsulaire assez étendue et petits débris cristalliniens en haut.

Astigmatisme assez régulier à 75° de 11 à 12 dioptries.

V = 1/6 avec + 10 dioptries.

## OBSERVATION XXVIII

T. M..., 57 ans. Cataracte nucléo-corticale, avec masses molles, de l'œil droit, opérée le 12 juin 1888. Kératotomie supérieure. Kystitomie à la pince sans qu'il soit venu de lambeau. Issue facile d'un noyau assez volumineux avec des masses corticales d'amidon cuit : elles sortent toutes assez facilement. Pupille très noire. *Excellente restitution par le lavage.* Ni atropine, ni ésérine.

Juin 26 : Beau résultat, plaie nivelée, pupille ronde et noire. A l'éclairage oblique on aperçoit la capsule légèrement grisâtre, dans laquelle est un trou assez vaste.

Astigmatisme à 125° de 0 dioptries.

V = 1/8.

## OBSERVATION XXIX

J. G..., 63 ans. Cataracte de l'œil gauche opérée le 20 novembre 1888. Kérato-kystitomie supérieure. Issue d'un large cristallin ; pas d'incidents. *Lavage : exacte restitution des parties.*

Décembre 7 : Pupille centrale régulière, noire. Capsulaire allongée.

V = 1/6 avec + 9 dioptries.

## OBSERVATION XXX

C. G..., 63 ans. Cataracte nucléo-corticale gauche opérée le 10 juillet 1888. Kérato-kystitomie supérieure. Issue assez facile d'un noyau assez volumineux avec beaucoup de couches corticales ; plaie assez grande. Lavage et bonne restitution des parties. Ni ésérine, ni atropine.

Juillet 21 : Dénivellement de la plaie.

Astigmatisme irrégulier de 7 à 8 dioptries. Pupille noire mais irrégulière par suite d'adhérences. Milieux bien transparents.

V = 1/10 avec + 12 dioptries.

## OBSERVATION XXXI

A. F..., 73 ans. Cataracte nucléo-corticale de l'œil gauche, opérée le 2 octobre 1888. Kérato-kystitomie supérieure ; petit noyau jaunâtre, beaucoup de couches liquides. *Lavage : la pupille ne se rétrécit pas, ni ne devient régulière comme habituellement.* Esérine, pansement.

Octobre 11 : Beau résultat, plaie nivelée, pupille bien ronde et bien noire. Pas de chambre antérieure ; iris collé contre la face postérieure de la cornée. Bonne pupille capsulaire.

Astigmatisme régulier à 90° de + 5 dioptries.

V = 1/12 avec + 10 dioptries.

On peut juger, par ces observations, de l'action heureuse des lavages, tels que les pratique M. Gayet, sur la restitution de toutes les parties. Dans chacune on voit noté, qu'aussitôt après le lavage, la pupille devient ronde, régulière, bien noire, et que jamais on n'instille de l'atropine ou de l'ésérine. Ce résultat est si commun que, dans beaucoup d'observations, il n'en est pas fait mention, et que l'on cite, au contraire, les cas où il ne se produit pas. C'est ainsi que l'observation XXXI relate, qu'après le lavage, la pupille ne se rétrécit pas, ni ne devient régulière comme habituellement. C'est le seul cas où nous avons constaté ce résultat négatif.

Si nous avons pu convaincre nos maîtres sur les avan-

tages des lavages intra-oculaires, faits avec l'eau stérilisée et suivant le procédé de M. le professeur Gayet,
sans introduire la canule dans la chambre antérieure,
nous serons satisfait.

Nous nous croirons aussi amplement récompensé, si
notre modeste travail ramène à un emploi raisonné des
lavages intra-oculaires, ceux qui les ont le plus préconisés et qui semblent sur le point de les abandonner.

# CHAPITRE V

### I

« Au moment où nous nous disposons à publier cette
« revue (mai 1886), M. le professeur Gayet a déjà fait une
« centaine d'opérations avec lavage de la chambre anté-
« rieure. Au lieu d'employer, comme M. Panas, une
« solution de biiodure, il se sert d'une solution de
« sublimé de 1/6000. M. Gayet a trouvé qu'il était inu-
« tile, pour arriver à ce résultat, d'employer une seringue
« quelconque ; on fait couler sur la cornée un peu de
« la solution mercurielle, et de légères malaxations du
« globe de l'œil suffisent pour obtenir le lavage de la
« chambre antérieure ; en effet, lorsqu'on procède à
« l'opération de cette façon, on voit que les différents
« produits, tels que du sang ou de légers débris cristalli-
« niens laissés dans la chambre antérieure, sont évacués.
« Depuis que M. Gayet se livre à cette pratique, la pano-
« phtalmie a complètement disparu ; espérons que ce
« sera pour longtemps ».

Les lignes qui précèdent sont tirées de la thèse de
doctorat de A. Cuche, Lyon 1886. C'est la première fois

qu'on publiait les résultats du lavage de la chambre anté
rieure. Il est bon de dire comment M. Gayet a été amené
à pratiquer ces lavages.

Pendant le semestre d'été 1885, il y avait eu de nombreux phlegmons oculaires à la suite des opérations de
cataracte; on pensa naturellement qu'ils étaient dus à ce
qu'on ne pratiquait pas l'antisepsie d'une manière rigou-
reuse, et, à l'automne suivant, on s'appliqua en effet à
diminuer les chances de septicité. C'est alors que
M. Gayet eut l'idée des lavages au sublimé à 1/6000,
lavages qui ont été, au début, plutôt extérieurs, c'est-à-
dire que le jet d'une poire de caoutchouc était dirigé sur
la plaie et c'est pour ainsi dire sans l'avoir cherché, que
M. Gayet s'aperçut que par ce seul moyen, sans instrument spécial, sans seringue, le liquide pénétrait parfaitement dans la chambre antérieure.

Il faut dire aussi que dans les premiers temps, *le
lavage était court*, il entrait dans la chambre antérieure
à peine quelques gouttes de liquide (ce qui explique qu'on
ait pu faire un assez grand nombre de ces lavages, sans
remarquer les effets désastreux du sublimé que nous
signalerons plus tard). Mais l'habitude en était prise, et
bientôt pas d'opérations de cataractes sans lavage intra-
oculaire; alors on prolongea un peu ce lavage et on
remarqua le fait signalé par Cuche, l'évacuation du
sang et des débris cristalliniens sous l'influence du jet
d'eau.

Il est donc bien certain que le lavage intra-oculaire a
été entrepris par M. Gayet d'abord dans un but uniquement
antiseptique, et que ce n'est que plus tard qu'il
s'aperçut du service que pouvait rendre le jet liquide au

point de vue mécanique, en évacuant les débris cristalliniens.

Les lavages étant plus longs, l'inconvénient du sublimé
ne devait pas tarder à se manifester. On remarqua, en
effet, bientôt qu'un bon nombre d'opérés présentaient,
dès le premier pansement, une teinte plus ou moins
grisâtre de la cornée. Les premières fois, on songea à
une inflammation, à une suppuration partielle, mais
comme tout marchait bien ensuite, que la cicatrisation
se faisait normalement, et que ce trouble cornéen persistait même après guérison complète, il fallut bien
admettre une action locale produite par un irritant quelconque.

La question en était là (mars 1887), lorsque M Gayet
partit pour la réunion de la Société française d'ophtalmologie à Paris. Dans des conversations particulières
avec ses collègues, il raconta ce qui venait de lui arriver
et leur dit qu'il croyait qu'il s'agissait d'une question
d'*hydrotomie*; c'est le jet d'eau qui disjoint les faisceaux
des fibres cornéennes et amène le trouble consécutif.
Quelques ophtalmologistes mirent cet accident sur le
compte de la cocaïne.

A son retour, M. Gayet, qui voulait juger la question
et qui prévoyait déjà qu'il fallait incriminer le sublimé,
fit l'expérience suivante :

Il opéra le même jour vingt malades, dont dix furent
lavés (chambre antérieure) avec la solution de Sattler, et
les dix autres avec de l'eau bouillie. Pour reconnaître
les différents malades, on attacha un fil blanc au montant
du lit de tous ceux qui n'avaient pas eu de sublimé.
L'expérience fut concluante ; aucun des malades lavés à

l'eau bouillie ne présenta de troubles cornéens, et presque tous ceux pour lesquels ont avait employé le sublimé
eurent la teinte grisâtre caractéristique. Quant à la
cocaïne, pour montrer qu'elle ne peut être soupçonnée
de ce méfait, il suffira de dire que depuis qu'on a renoncé
au sublimé, et bien que les malades aient tous été plusieurs fois cocaïnisés, jamais les troubles cornéens n'ont
reparu.

Citons tout de suite un incident survenu en avril 1888
qui montre encore bien l'influence nocive du sublimé :
un beau matin, on remarqua que quatre ou cinq malades
présentaient des troubles cornéens absolument semblables
à ceux constatés l'année précédente. Or, à ce moment-là,
pour combattre le catarrhe conjonctival si fréquent après
les opérations de cataracte, M. Gayet faisait de larges
applications de pommade au précipité jaune (oxyde jaune de
mercure) ; on se demanda si cette pommade n'agissait pas
à la façon du sublimé. Mais une nouvelle série opératoire ayant présenté le même accident, alors même qu'on
n'avait pas employé la pommade mercurique, il fallut
bien penser qu'il y avait eu une erreur quelconque dans
la préparation du liquide de lavage. Et c'est en effet le
sublimé qui était encore le coupable. L'infirmier de la
clinique venait d'être changé, et nouvellement installé,
encore peu au courant, il s'était trompé de flacon et avait
pris la solution de sublimé au lieu de l'eau stérilisée. Il
fut facile d'ailleurs de se rendre compte de l'erreur : le
liquide employé précipitait fortement par le nitrate d'argent alors que l'eau stérilisée, préalablement distillée, ne
donnait aucun précipité.

Au début on avait cru à des suppurations partielles :

il y avait bien, en effet, en même temps de la rougeur conjonctivale, la plaie n'était pas refermée. Cependant l'erreur ne devait pas persister longtemps, car tout cela restait stationnaire, sans douleur, et bientôt la cicatrisation s'opérait.

En examinant l'œil à l'éclairage oblique, on constatait que la surface externe de la cornée n'était nullement endommagée ; elle conservait son poli et réfléchissait normalement les objets. La cornée présentait une sorte de picté blanc plus confluent au voisinage de la plaie.

Ce trouble persistait à la sortie du malade, alors que tout était bien cicatrisé. En outre, l'acuité était alors très faible, souvent nulle. Il ne faut pas croire que la transparence ait pu revenir à la longue ; des malades, revus deux ans après, présentaient une opacité aussi épaisse qu'au début et n'avaient rien gagné à l'opération.

C'était un accident des plus sérieux, et on comprend qu'on ait été heureux d'en trouver la cause.

L'opinion de M. Gayet est celle qu'il avait déjà émise en 1887. Il croit que le jet disjoint les fibres cornéennes, et que le liquide s'insinue plus ou moins loin de la plaie. Il ne pense pas que ce soit l'épithélium de la face postérieure de la cornée qui est détruit par le liquide caustique. L'opacité plus grande à mesure qu'on se rapproche de la section vient appuyer cette théorie. Toute solution hydrotomise les lèvres de la plaie ; mais l'eau distillée ne produit pas de trouble parce qu'elle ne donne pas naissance à une réaction chimique comme les sels mercuriels qui forment, avec les éléments de la cornée, un albuminate de mercure.

Revenons au point où nous étions quand les méfaits du

sublimé furent reconnus pour la première fois. On y renonça de suite pour employer de l'eau bouillie et les troubles cornéens ne reparurent plus.

En novembre 1887, M. Gayet entreprit une série de recherches au sujet des micro-organismes des culs-de-sac conjonctivaux et de nombreuses cultures microbiennes. Il se munit pour cela de tous les instruments nécessaires, entre autres d'un autoclave. Ayant un autoclave, l'eau bouillie ne tarda pas à être remplacée par de l'eau stérilisée, c'est-à-dire portée à 120° dans un appareil spécial.

La difficulté était de conserver stérile cette eau pendant plusieurs jours ; on y parvint en plaçant le flacon tout monté, avec ses bouchons et ses tubes dans l'autoclave même.

Pour s'assurer de l'état de stérilité du liquide, M. Gayet ensemença, plusieurs fois, le fond d'un flacon ayant servi dix ou quinze jours, dans des tubes de gélatine agar-agar, et pas une seule fois il n'y eut de développement microbien.

Le lavage parut encore avoir des inconvénients graves. On remarqua en effet que certains malades, après un lavage un peu prolongé, accusaient tout à coup une vive douleur, qu'il se produisait en même temps une violente tension intra-oculaire, de véritables accidents glaucomateux, entr'ouvrant la plaie, chassant l'iris et quelquefois l'humeur vitrée.

Pour éviter cet inconvénient, M. Gayet songea d'abord à diminuer la durée des lavages et les accidents disparurent en effet. Mais il y avait un inconvénient à raccourcir ces lavages, car, dans certains cas, les débris après avoir tournoyé au milieu du jet, vont se cacher au lieu de sortir par la plaie et ce n'est qu'un nouveau lavage qui peut les évacuer.

On pensa alors que ce devait être *le froid* plutôt que la pression du jet ou la durée du lavage qui produisait ces accidents glaucomateux. Et, en effet, depuis qu'on n'emploie plus d'eau stérilisée, à moins qu'elle n'ait une température d'au moins 30 à 35°, on peut prolonger les lavages et les répéter autant qu'on le veut sans le moindre inconvénient.

On a vu, en effet, dans quelques-unes de nos observations, que pour rétablir la pupille ou chasser les débris de cristallin ou de capsule, on a fait jusqu'à 4 et 5 lavages prolongés, sans le plus petit accident.

Actuellement, le lavage est entré dans la pratique courante, il rend de grands services au point de vue mécanique (évacuation du sang, des débris, rétablissement de la pupille), et aussi au point de vue antiseptique puisque, pendant la dernière saison opératoire (avril-juin 88), M. Gayet a pu avoir 100 opérations de cataracte sans un seul phlegmon oculaire.

## II

L'appareil dont se sert M. le professeur Gayet, pour stériliser son eau et la conserver aseptique, comprend un autoclave et un récipient. Nous ne parlerons pas de l'autoclave, qui est connu de tout le monde, et qui n'offre rien de particulier.

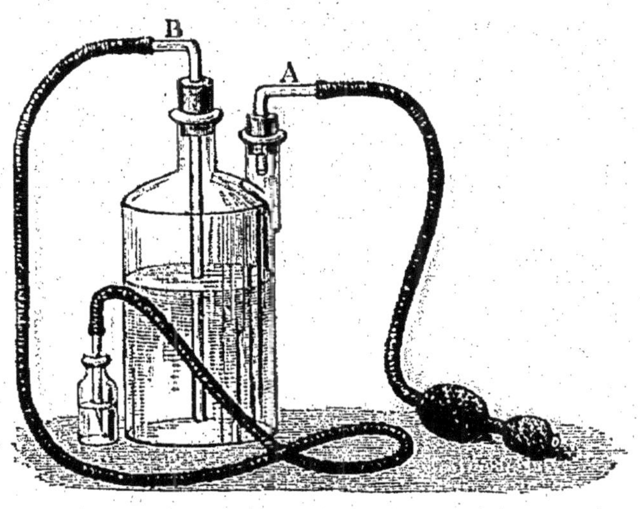


Le récipient se compose d'un flacon à deux tubulures pouvant contenir deux à trois litres d'eau. Chaque tubulure est fermée par un bouchon de caoutchouc percé pour le passage d'un tube de verre. Le tube adducteur A, très court, ne doit jamais être en contact avec le liquide; le tube abducteur. B, atteint presque le fond du vase. L'extrémité externe du tube adducteur, dont là lumière est obturée par un tampon de coton aseptique, communique avec un appareil de Simpson. Au tube abducteur vient s'adapter un tube de caoutchouc, de un mètre de longueur environ, terminé par une canule de verre effilée. Sur le trajet du tube de caoutchouc se trouve une pince de Mohr, qui n'est pas représentée sur la figure.

Il est facile de comprendre comment fonctionne l'appareil. On injecte de l'air dans le flacon par le tube adducteur et l'eau sort par le tube abducteur.

Cet appareil, si simple, remplit toutes les conditions désirables au point de vue de son transport facile, de la commodité de son emploi, tout en offrant de précieuses garanties contre le danger d'une infection septique.

Maintenant que l'appareil nous est connu, voyons comment, à la clinique, on le stérilise avec l'eau qu'il renferme.

On lave bien le flacon, ensuite on le remplit presque entièrement avec de l'eau distillée, en prenant bien garde que l'extrémité du tube adducteur ne plonge pas dans liquide; puis on remet le bouchon que l'on avait enlevé. On obture aussi la lumière du tube abducteur avec un tampon de coton, et on ferme le tout dans l'autoclave, qui contient assez d'eau pour baigner les deux tiers du flacon. La chaleur est produite au moyen du gaz. Il faut en moyenne 15 minutes avant que le manomètre marque 100 degrés, puis il monte rapidement à 120. On maintient cette température pendant 10 minutes environ, puis on éteint le gaz, on ouvre la soupape de sûreté et on laisse refroidir. Après l'action de cette haute température on est bien certain qne l'eau et le flacon sont stérilisés.

Quand on veut se servir de l'appareil, il suffit d'adapter au tube adducteur le système de poires en caoutchouc de Simpson et au tube abducteur, après avoir enlevé le tampon de coton qui ferme son extrémité, le tube de caoutchouc qui porte la canule effilée.

On voit que le récipient stérilisé en même temps que l'eau, ne laisse pas non plus pénétrer des germes. Il ne donne accès, dans son intérieur, qu'à de l'air filtré par le bouchon de coton, placé dans le tube adducteur, qui a lui-même subi une chaleur humide de 120 degrés. Il ne me reste qu'un détail à signaler, s'il y a des détails en fait d'asepsie. Sur le côté extérieur du flacon, est un petit vase contenant du sublimé en solution à 1/1000, dans lequel plonge constamment la canule de verre. Cette petite précaution empêche sa surface externe de servir de moyen de transport aux agents pathogènes. A la clinique, le petit vase est attaché au flacon par un anneau de caoutchouc qui les entoure tous deux. On conçoit qu'il serait facile de changer ce dispositif bien simple, mais qui offre cependant le double avantage d'une fixité suffisante et d'une mobilité qui n'est pas à dédaigner pour nettoyer le flacon et l'introduire dans l'autoclave.

Le flacon dont se sert M. Gayet, contient environ deux litres et demi d'eau. Cette quantité suffit pendant toute une semaine aux besoins du service. Quand on en a besoin, on place, pendant un moment, le flacon dans un récipient plus grand contenant de l'eau chaude, de sorte que l'on n'emploie que de l'eau stérilisée à la température de 30 degrés environ.

Au congrès d'ophtalmologie de Paris, 1888, M. Panas disait que si on pouvait substituer aux liquides antiseptiques, toujours plus ou moins irritants, un liquide aussi anodin que l'eau bouillie, ce serait un grand progrès; mais qu'il fallait atteindre 120 degrés pour avoir des garanties suffisantes au point de vue de l'asepsie; que cette température ne pouvait être obtenue qu'avec l'autoclave, procédé pas assez pratique. L'exposition précédente lui fera voir que cette pratique ne présente pas beaucoup de difficultés, puisque c'est celle de la clinique ophtalmologique de Lyon, depuis deux ans bientôt. Sa simplicité et les heureux résultats qu'elle donne entre les mains de notre maître, devraient la faire adopter par tous les ophtalmologistes.

# CONCLUSIONS

I. — Les lavages intro-oculaires ont été employés dans cinq buts différents :

1° Pour entraîner, hors de l'œil, les hypopions.

2° Pour débarrasser la chambre antérieure de collections sanguines.

3° Dans un but antiseptique.

4° Pour entraîner, pendant l'opération de la cataracte, les masses corticales.

5° Pour provoquer, par la contraction de l'iris et son étalement régulier, une coaptation aussi exacte que possible de la plaie.

II. — Les uns ont injecté des liquides antiseptiques, les autres des liquides aseptiques. On doit préférer ces derniers parce que les premiers peuvent nuire à la vitalité des tissus.

III. — Pour faire ces lavages il y a deux méthodes : l'une qui consiste à faire pénétrer la canule jusque dans la chambre antérieure à travers la plaie cornéenne. On doit la repousser parce qu'elle n'est pas plus efficace que l'autre, qui ne fait pas pénétrer la canule dans l'œil et est, par ce fait, moins dangereuse soit au point de vue septique, soit au point de vue traumatique.

IV. — La méthode des lavages est excellente à la suite de l'opération de la cataracte, parce qu'elle nettoie la pupille, désinfecte le champ opératoire, opère une bonne restitution des parties, et évite souvent l'introduction d'instruments, et l'instillation d'ésérine ou d'atropine.

V. — Les efforts du malade, l'augmentation de la tension oculaire, l'issue de l'humeur vitrée, sont les seules contre-indications de ces lavages.

# BIBLIOGRAPHIE CHRONOLOGIQUE

## I

SAINT-YVES. — *Nouveau Traité des maladies des yeux*. Paris, 1722.

HEYMANN. — *Klin. Monatsblatt*, 1864.

HORNER. — Congrès médical de Londres, 1881.

ABADIE. — *De certaines complications consécutives à l'opération de la cataracte et moyens d'y remédier*. Annales d'oculistique, 1882.

INOUYE. — *Privataugen Klinik. Bericht über des Jahr*, 1884. Erstatt von J. Inouye.

ABADIE. — *Lavages intra-oculaires à la suite de plaies pénétrantes*. Soc. de Méd. de Paris, fév. 1885.

VACHER (Louis), d'Orléans. — *Gazette hebdomadaire*, 4 sept. 1885.

BETTREMIEUX. — Thèse de Paris, nov. 1885.

MAC-KEOWN. — *The injection operation for cataract*. (Meeting of the ophtalm. Society of Great Britan. and Ireland, 15 oct. 1885.)

MELREOUX. — *Note sur l'injection intra-capsulaire de l'eau dans l'extraction de la cataracte*. Archiv. für augenheilkunde, t. XV, fas. 3 et 4, sept.

WICHERKIEWICZ. — *Klin. Monatsbl.*, nov. 1885.

PANAS. — *Méthode antiseptique dans l'opération de la cataracte complétée par le lavage intra-oculaire*. Arch. d'opht., n° de juillet-août 1885, p. 289, en note.

PANAS.—*Etude sur l'action microbicide du bi-iodure d'hydrargyre.* Bulletin de l'Académie de Médecine, 24 mars 1885, et Congrès de Grenoble, 1885.

— *Communication à l'Académie de Médecine*, 5 janv. 1886.

— *Annales d'oculistique*, 1886, tome XCV, p. 128, en note.

VACHER. — *De l'opération de la cataracte.* Gaz. hebd., avril 1886

WICHERKIEWICZ. — *Bulletin de la Société française d'ophtalmologie*, avril 1886.

DE WECKER. — *Lavages intra-oculaires avec de l'ésérine.* Annales d'oculistique, mars-avril 1886.

HIRSCHELBERG. — *De l'opération de la cataracte.* Deutsche medicinische wochenschrift, n°ˢ 12 et 18, 1886.

CUCHE. — *Traitement de la cataracte pendant ces quinze dernières années dans le service ophtalmologique de Lyon.* Thèse de Lyon, 1886.

LANGENHAGEN. — Thèse de Nancy, 1886.

ABADIE. — *Procédés actuels d'extraction de la cataracte.* Annales d'oculistique, nov.-déc. 1886.

PANAS. — *Nouvelle seringue pour les lavages intra-oculaires.* Arch. d'opht. 1886.

CHODIN. — *Sur le lavage de la chambre antérieure dans l'opération de la cataracte.* Westnick ophtalmologuï, janv.-fév. 1887 (en russe). Revue générale d'opht., janv. 1887.

TERSON, de Toulouse. — Société médicale de Toulouse, 11 janv. 1887.

PANAS. — *Sur le lavage de la chambre antérieure.* Soc. française d'opht., congrès de 1887.

VACHER. — Même congrès.

M'KEOWN. — *Communication à la section ophtalmologique de l'Association médicale britannique à Dublin*, août 1887.

GRANDCLÉMENT. — *Annales d'oculistique*, janv.-fév. 1887.

ZANCAROL, d'Alexandrie (Egypte). — Congrès des médecins grecs d'Athènes, 1887.

GAYET. — *Recherches expérimentales sur l'antisepsie et l'asepsie oculaire.* Arch. d'opht., 1887.

ROHMER. — *De l'antisepsie en oculistique.* Arch. d'opht., 1887.

FANO. — *Journal d'oculistique et de chirurgie*, juin 1887.

STUDMAN-BULL. — *New-York Med. Journal*, sept. 1887.

M'KEOWN. — *Instrument pour les injections intra-oculaires dans l'extraction de la cataracte.* Annales d'oculistique, 1888.

ABADIE. — *Lavages post-opératoires intra-oculaires. De l'antisepsie et de l'asepsie dans l'opération de la cataracte.* Arch. d'opht., 1888.

PANAS. — *Communication à l'Académie de Médecine de Paris.* janvier 1888.

VIAN. — Thèse de doctorat. Paris, 1888.

LITTLE (D.). — *L'irrigation et le traitement consécutif de l'extraction de la cataracte.* Brit. Med. Journal, 1888.

SCHWEIGGER, de Berlin. — Arch. für Augenkeilkunde, 1888.

GILLET DE GRANDMONT. — Soc. d'opht. de Paris, juillet 1888.

GORECKI. — Soc. d'opht. de Paris. juillet 1888.

PANAS. —                    id.                    id.

GALEZOWSKI. —               id.                    id.

CHIBRET. — *Etude de bactériologie pour la détermination d'une antisepsie exacte en ophtalmologie.* Congrès d'Heidelberg, 1888.

KNAPP. — Id.

GAYET. — Id.

II

KOCH (R.). — *Ueber desinfection. Mettherlungen ausdem Kaiserlichen Gesundheitsamte.* Berlin, t. I, p. 234, 1881.

SATTLER. — *Ueber die anwendung der antiseptica in der ophtalmologie, insbesondere des sublimats, etc. Bericht über die funfzehnte Versammlung der ophtalm.* Gesellsch. im jahre 1883, p. 89.

SABATIER, de Lyon. — *Des méthodes antiseptiques chez les anciens et chez les modernes.* Thèse d'agrégation, Paris, 1883.

COURBOULÈS. — *Contribution à l'étude de la nature et de la prophylaxie de la scepticémie gangréneuse.* Thèse de Lyon, 1883.

TRUCHOT. — *Etude expérimentale sur le virus de la scepticémie puerpuérale.* Thèse de Lyon, 1884.

TRIPIER (L.). — *Lyon Médical*, 11 décembre 1887.

DUCLAUX. — Annales de l'Institut Pasteur.

MAZET (Aug.) — *Asepsie et antisepsie.* Thèse de Lyon, 1888.

BARBAN (Ant.). — Thèse de Lyon, 1889.

Lyon. — Imp. J. GALLET, rue de la Poulaillerie ".